抗结核药品固定剂量复合剂应用手册

Manual of Fixed-dose Combination for Anti-tuberculosis Treatment

组织编写　中国防痨协会

　　　　　　中国疾病预防控制中心结核病预防控制中心

主　审　钟　球　赵雁林

主　编　成诗明　周　林

北京大学医学出版社

KANGJIEHE YAOPIN GUDING JILIANG FUHEJI
YINGYONG SHOUCE

图书在版编目（CIP）数据

抗结核药品固定剂量复合剂应用手册 / 成诗明，
周林主编. —北京：北京大学医学出版社，2023.1（2024.6重印）
ISBN 978-7-5659-2720-1

Ⅰ. ①抗… Ⅱ. ①成… ②周… Ⅲ. ①抗结核药 – 固
定剂 – 手册 Ⅳ. ①R978.3-62

中国版本图书馆CIP数据核字（2022）第164532号

抗结核药品固定剂量复合剂应用手册

主　　编：成诗明　周　林
出版发行：北京大学医学出版社
地　　址：（100191）北京市海淀区学院路38号　北京大学医学部院内
电　　话：发行部 010-82802230；图书邮购 010-82802495
网　　址：http://www.pumpress.com.cn
E - m a i l：booksale@bjmu.edu.cn
印　　刷：北京信彩瑞禾印刷厂
经　　销：新华书店
责任编辑：陈　然　责任校对：靳新强　责任印制：李　啸
开　　本：889 mm×1194 mm　1/32　印张：5.375　字数：95千字
版　　次：2023年1月第1版　2024年6月第2次印刷
书　　号：ISBN 978-7-5659-2720-1
定　　价：30.00元
版权所有，违者必究
（凡属质量问题请与本社发行部联系退换）

《抗结核药品固定剂量复合剂应用手册》编写委员会

主　　审　钟　球　赵雁林

主　　编　成诗明　周　林

编　　委　（按姓氏笔画排序）

于艳玲　马　艳　马永成　王　倪

王晓林　王晓萌　申阿东　白丽琼

成诗明　刘二勇　刘志东　杜　昕

李进岚　吴惠忠　何旺瑞　何金戈

余卫业　初乃惠　张　慧　张忠法

张瑞梅　陆　宇　陈　彬　陈明亭

陈海峰　竺丽梅　周　林　周丽平

郑建刚　房宏霞　耿　红　徐祖辉

徐彩红　高孟秋　高微微　郭晓红

黄　飞　曾　谊　雷世光　蔡　翠

谭卫国　潘　蓉

学术秘书　杜芳芳　闫承笈

前　言

结核病是严重危害人民群众身体健康的慢性传染病，是我国政府重点控制的疾病之一。据世界卫生组织（World Health Organization，WHO）全球结核病报告显示，2020年全球新发结核病患者987万，估算全球有20亿人感染了结核分枝杆菌。我国是全球30个结核病高负担国家之一，结核病发病数位于全球第二位，估算2020年新发结核病患者数为84.3万人，结核病发病率为59/10万，利福平耐药患者6.5万人，因结核病死亡人数3万人，估算结核分枝杆菌潜伏感染人数2.5亿～3.5亿人。为此，我国结核病防控形势依然严峻，需要积极采取综合性结核病防控措施，加速结核潜伏感染高危人群和重点人群的筛查和预防性治疗，早期发现和规范治疗管理肺结核患者，控制耐药结核病流行，才能如期实现我国终结结核病流行的目标。

采用多种抗结核药物联合短程化疗是现代结核病控制策略的重要里程碑，是治疗结核病和预防耐药结核病发生的必要办法。为了强调这一原则，1994年WHO和国际防痨与肺部疾病联合会（International Union Against Tuberculosis and Lung Disease，IUATLD）及其合作者们一致推荐使用抗结核药品固定剂量复合剂（fixed-dose combination，FDC）作为确保结核病患者得到合理治疗的进一步手段。FDC 是由两种及以上抗结核药物按照一定的剂量配方并采用特殊工艺制成的一种复合制剂，即在一片（粒）药中含有多种必需的抗结核药物，各种药物具有准确的用药剂量，根据患者体重确定每次服用药物片数（或粒数），达到患者服药最适宜剂量的情况下充分地进行治疗。使用 FDC 治疗结核病的主要优点有：可预防单一抗结核药品治疗，减少药物耐药菌的出现，使医生开处方和患者服药更简单，提高患者对治疗方案的依从性，减少利福平由于处方不合理或单一服药造成耐药的危险，使药品的储存、采购和供应更加方便等。

由于 FDC 制剂优点明显，全球各国均在使用抗结核药品 FDC。我国在"十二五"全国结核病防治规划中，将 FDC 使用纳入结核病防治考核指标，提出以县（市）为单位 FDC 使用覆盖率达到 100%。经过十年的使用评估，到 2020 年全国以县（市）为单位抗结核药品 FDC 使用覆盖率达到了 88.2%。为了进一步提高肺结核患者 FDC 的个体使用水平，《中国结核病预防控制工作技术规范（2020 年版）》明确提出了 FDC 的使用对象和治疗方案。近年来，由于结核病防治服务体系的变化，抗结核药品供应体系也发生了改变。FDC 的采购供应由过去的省级结核病防治机构统一采购供应，变为部分省由省级统一采购供应和部分省由各医院自行采购供应。经调查，由于一些结核病定点医院 FDC 的采购供应不足，许多临床医生对 FDC 的认识不足，对患者使用 FDC 治疗效果担忧，治疗中发生的不良反应观察处理能力不足等，使 FDC 在部分结核病定点医疗机构没有使用或使用范围受限。因此，为进一步提高 FDC 在国家结核病防治规划中的作用，规范临床医生对肺结核患者使用 FDC，提高患者 FDC 使用率，减少耐药结核病的发生。中国防痨协会联合中国疾病预防控制中心结核病预防控制中心组织全国结核病防治、临床、药物研究等多领域的专家，在现场调研、多中心临床应用试点研究等基础上，经反复讨论，最终撰写了本书——《抗结核药品固定剂量复合剂应用手册》。本书重点介绍了我国结核病疫情特征、抗结核药品 FDC 的理论基础、作用机制、临床研究、药物使用和不良反应处理、药品供应与管理，并根据试点经验介绍了临床典型案例和对案例进行了专家点评供临床医生参考。

本书可作为各级结核病防治机构、结核病定点医疗机构的培训教材，也可作为临床医生日常工作的工具书。

由于时间有限，书中内容可能存在不足，望广大读者提出宝贵意见，以便不断完善补充。

本书编写委员会

2022 年 1 月

缩略词表

ALP	alkaline phosphatase	碱性磷酸酶
ALT	alanine aminotransferase	谷丙转氨酶
ADR	adverse drug reaction	药物不良反应
BA	bioavailability	生物利用度
COVID-19	Corona Virus Disease 2019	新型冠状病毒肺炎
DILI	drug-induced liver injury	药物性肝损伤
DNA	deoxyribonucleic acid	脱氧核糖核酸
EMB	ethambutol	乙胺丁醇
FICI	fractional inhibitory concentration index	分级抑菌浓度指数
FDC	fixed-dose combination	固定剂量复合剂
GMP	good manufacturing practices	良好生产规范
GST	glutathione S-transferase	谷胱甘肽巯基转移酶
HIV	human immunodeficiency virus	人类免疫缺陷病毒
INH	isonicotinic acid hydrazide	异烟肼
IUATLD	International Union Against Tuberculosis and Lung Disease	国际防痨与肺部疾病联合会
LTBI	latent tuberculosis infection	结核潜伏感染
MIC	minimal inhibitory concentration	最低抑菌浓度
MTB	mycobacterium tuberculosis	结核分枝杆菌
MDR-TB	multidrug resistant tuberculosis	耐多药结核病

NAT2	N-acetyltransferase 2	N-乙酰转移酶2
pre-XDR-TB	pre-extensive drug resistant tuberculosis	准广泛耐药结核病
PZA	pyrazinamide	吡嗪酰胺
RFP	rifampicin	利福平
RNA	ribonucleic acid	核糖核酸
RR-TB	rifampicin resistant tuberculosis	利福平耐药结核病
SM	streptomycin	链霉素
TB	tuberculosis	结核病
TBIL	total bilirubin	总胆红素
UN	the United Nations	联合国
UPLC-MS	ultra performance liquid chromatography-mass spectrometry	超高效液相色谱-质谱
WHO	World Health Organization	世界卫生组织
XDR-TB	extensively drug resistant tuberculosis	广泛耐药结核病

目　录

第一章　　概　述

结核病（tuberculosis，TB）是由结核分枝杆菌（mycobacterium tuberculosis，MTB）感染引起的慢性全身性疾病，是严重危害人类健康的重大公共卫生问题。积极发现和成功治疗结核病患者是控制结核病疫情的最有效、最符合成本效益原则的措施，也是现代结核病控制策略的基本要素。为了确保结核病患者能完成全程治疗，WHO 和 IUATLD 在 1994 年即提出使用抗结核药品固定剂量复合剂（fixed-dose combination，FDC）作为预防单药治疗和减少耐药性风险的手段。

第一节　结核病疫情与危害

一、全球结核病疫情形势

2021 年 WHO 全球结核病报告显示，估算全球结核潜伏感染人群达到 20 亿人，2020 年新发结核病患者 987 万人，结核病发病率为 127/10 万。在新发结核病患者中，约有 3.3% 的新患者和 18% 的复治患者对利福平耐药，估算全球利福平耐药结核病（rifampicin resistant tuberculosis，RR-TB）患者约 46.5 万，其中耐多药结核病（multidrug resistant tuberculosis，MDR-TB）占 78%。联合国（the United Nations，UN）第一次结核病控制高级别会议承诺，2018—2020 年全球治疗 MDR-TB 和 RR-TB 患者 150 万，由于新型冠状病毒肺炎（corona virus disease 2019，COVID-19）疫情的影响，结核病就诊、诊断和治疗的机会减少，接近一半的结核病患者错过了治疗。2018—2020 年全球治疗 MDR/RR-TB 患者仅 48.3 万，占目标数的 32%。2020 年，估算全球人类免疫缺陷病毒（HIV）感染阴性结核病死亡人数为 121 万，死亡率为 16/10 万，HIV 阳性结核病死亡人数 20.8 万。

二、我国结核病疫情现状

我国是全球 30 个结核病高负担国家之一，结核病发病数位于全球第二位，估算发病人数 84.1 万人，发病率为 59/10 万，估算我国 RR-TB 患者 6.5 万人，位于全球的第二位，占全球总数的 14%。根据我国耐药结核病监测结果显示，新结核病患者耐多药率为 7.1%，复治结核病患者耐多药率为 25%，初治和复治结核病耐多药率均高于全球高负担国家平均水平。2020 年全国共发现 MDR/RR-TB 患者 1.6 万余例，约占估算患者总数的 25%，MDR/

RR-TB 患者治疗率 79.5%，治疗成功率为 54%。我国 MDR/RR-TB 患者发现率低、治疗率低和治疗成功率低是我国结核病控制的重大障碍。

三、结核病的危害

结核病在全球及我国广泛流行，是单一病原体致死的主要原因，也是抗微生物药物耐药性致死的主要原因之一。结核病不仅危害患者的个体健康，更严重的是肺结核经呼吸道传播，危害大众健康，对社会经济发展和国家稳定造成影响。特别是难治的耐多药结核病危害更大，主要表现在几个方面：一是耐多药结核病患者多患病时间长，劳动能力降低或丧失劳动力，既不能为个人和家庭创造价值，还给家庭带来极大的经济负担，造成家庭"因病致贫"或"因病返贫"。耐多药肺结核患者治愈率低，死亡率高。二是耐多药结核病治疗时间长、费用高。据调查估算，治疗 1 例 MDR-TB 患者约需花费 20 万 ~ 30 万元，是普通肺结核患者费用的 40 ~ 100 倍。三是耐多药肺结核患者因治愈率低，传播时间长，对社会威胁大。健康人与耐多药肺结核患者接触后，将受到耐多药结核分枝杆菌感染，形成耐多药结核潜伏感染（latent tuberculosis infection，LTBI），当机体抵抗力下降时发病，成为新发耐多药结核病患者。如果健康人与耐多药结核病患者接触时间长（如家庭密切接触者、同班或同宿舍同学），或患者排出细菌量大，接触者感染后可短期内发病成为新发耐多药结核病患者。目前对耐多药结核病患者没有严格的旅行限制，如防护不当，将造成社会和社区传播。

第二节　抗结核药品固定剂量复合剂的优点

　　FDC 是将不同抗结核药物按一定剂量和配方并采用特殊工艺制成的一种复方制剂（片剂或胶囊），其特点是简化医生处方，减少服药片数，方便患者用药和防止漏服及滥用等，促使患者联合、足量和规范服药，其治疗方案和用药剂量与用各组成药物的常规方案相同。其主要优点表现为以下几方面。

一、安全有效

　　使用 FDC 不会增加不良反应的发生率，这一点在多项研究中已经得到证明。通常，在结核病患者治疗中有 3% ~ 6% 的比例会发生较严重的不良反应需要停药。国内的一项研究，FDC 治疗组严重不良反应发生率为 2.1%（10/484），明显低于对照组（采用板式组合药）严重不良反应发生率为 5.8%（27/482）。在 HIV 感染率较高的地区，这些严重不良反应发生率会比普通地区为高。在患者使用 FDC 后发生严重不良反应，经分析其严重不良反应为 FDC 中某一成分造成，需要重新使用散装单剂药。一项 13 个针对在 15 岁及以上人群开展的使用 FDC 与单药配方的临床随机对照试验的系统综述的研究结果显示，在使用 FDC 组和单药配方组中，在治疗失败、死亡、痰菌阴转、严重不良事件以及导致停止治疗的不良事件等方面均无统计学差异。因此，可以认为使用 FDC 和单药配方对治疗新诊断肺结核患者有同等的效果和安全性。早在 1994 年 WHO 和 IUATLD 提出使用 FDC。从 1997 年至今，WHO 基本药物目录相继推荐了多种由抗结核基本药物组成的 FDC，WHO 于 2002 年制定了《国家结核病防治规划关于引进和使用固定剂量复合剂的操作指南》。

二、简化处方，减少服药片数

结核病标准化疗方案非常有效，但是患者服药片数较多。通常在 2 个月的强化期根据患者体重，患者每天服药片数为 9 ~ 17 片，在 4 ~ 6 个月的巩固治疗期，患者每天服药片数为 3 ~ 9 片。如果患者使用 FDC，在整个疗程中服药片数大幅度减少。吞服的药片数少，可使治疗变得更加容易，也可以使患者由于服药片数多而不按照方案服用全部药物的现象减少到最少。最早在中国香港的一份研究显示，在服用FDC的312名患者中，只有1%的患者对吞服的药品数量多少有抱怨，在服用单剂药的308名对照组患者中，同样的抱怨却有5%。两组不良反应发生情况相似。国内另一项研究，在966例患者中，49.9%的患者认为服药片数对治疗信心有影响，每次服药片数少是改善治疗依从性的原因之一，特别在治疗强化期。由此可见，服用FDC可以提高患者治疗的依从性，而且每片FDC剂量配比合理，可防止因剂量计算失误而造成的处方错误。

三、减少耐药结核病产生

利福平是广谱抗菌素，是结核病短程治疗方案中最重要的杀菌药。临床上利福平可能在结核治疗以外的其他感染性疾病治疗中使用。如果一个普通感染的患者接受了利福平的治疗，同时，再合并结核感染，发生耐药危险的因素就可能是该结核病患者接受了利福平的单一治疗。结核患者在接受单一利福平治疗的情况下很快就会耐药。在FDC中，因为INH的存在，可以使耐利福平菌株存活的可能性大大降低。考虑到耐药结核病的治疗难度和巨大花费，首先应该是防止耐药的发生。在采用单药治疗的时候，如果某种药物缺乏或者剂量不足时，患者仅服用了余下一种或几种药物，这往往就会造成单一药物治疗并出现选择性的耐药菌株。

一些结核病高发国家的间接证据证明了 FDC 对于预防耐药方面的效果。巴西和南非使用了十多年的高质量的 FDC 之后，报告了较低的耐药结核病流行率。在巴西 1995—1996 年涂阳肺结核患者中初始耐多药率为 0.9%，治疗不完整造成的耐多药率为 5.4%。在南非与此相比，分别是 1.2% 和 4.0%。我国新发结核病患者耐多药率达到 7.1%，除与耐多药结核病的传播有关之外，可能与利福平滥用、抗结核治疗处方不合理、治疗过程中服药不规范等有关。

四、简化药物供应管理，易于保证药品质量

FDC 的治疗方案简化了药品的供应管理（包括对药品需求量的计算、订货、采购、分发和储存），可以获得有效的供应保证，既避免了因药品预订量较少或储存量不足影响对患者的有效治疗，又避免了因药品储存量过多而造成过期变质。

五、便于监督患者服药和管理

利福平会致尿液和体液呈橘红色，因此对使用 FDC 的患者，尿液检查一种药品（利福平）即可证

明所有成分的存在，一般直接观察尿液有无利福平的橘红色即可知患者是否使用了FDC。因此FDC的使用，更便于医务人员对患者服药的监督、管理。

第三节　固定剂量复合剂研究与推广应用

持续不断地提供高质量的抗结核药品，是我国结核病控制策略的关键内容。由于国际组织对FDC推荐，以及FDC具有明显的治疗优势，我国自20世纪90年代初开始使用FDC，在2003年首次开展FDC在国家结核病防治规划中的应用研究，获得的结果为制定《全国结核病防治规划（2011—2015年）》与FDC实施策略提供了科学依据。

一、开展多项实施性研究

2003年在全国4省开展了FDC在国家结核病防治规划中的应用研究，随后发布了FDC在国家结核病防治规划中的应用研究报告。研究结果显示：与使用散装抗结核药品患者相比较，使用FDC患者完成全疗程服药率达99.4%，显著提高了患者治疗的依从性；治疗成功率93.7%，不良反应总体发生率26.3%，具有散装抗结核药品相同的疗效及安全性。2012年在国家重大传染病防治新药创制项目中，开展了FDC不同剂型规格在我国使用可行性的应用研究，研究结果显示，国内上市的 FDC 剂型与散装抗结核药品具有相同的生物等效性，同等的疗效及安全性。经治疗方案的对照研究，获得了 FDC 治疗方案实施的可行性。各研究成果为固定剂量复合剂在全国结核病防治规划中推广应用提供了科学依据。

二、纳入国家结核病防治规划

2011 年，国务院办公厅颁发的《全国结核病防治规划（2011—2015 年）》中提出，全国以县（市）为单位抗结核 FDC 覆盖率达到 100%，要规范使用 FDC，逐步推广使用 FDC，提高患者治疗的依从性。至 2020 年底，全国以县（市）为单位抗结核 FDC 覆盖率达到 88.2%。

三、增加各级财政经费投入

自 2003 年开始通过中央财政转移支付不断增加全国结核病防治经费投入，并根据各省肺结核患者发现数为基础，重点将患者检查费和抗结核药品治疗经费等纳入中央财政转移支付经费预算中，并逐步增加 FDC 采购供应经费，部分省（市）根据患者治疗需要从省级财政经费中增加 FDC 采购供应经费。

四、纳入国家结核预防控制技术规范

在《中国结核病防治规划实施工作指南（2008年版）》中，提出有条件的地区可以推广使用 FDC，在全国结核病监测系统中，对 FDC 使用数据进行了监测，每季度分析库存量、发放量及过期破损量，确保了 FDC 持续不间断供应。在《中国结核病预防控制工作技术规范（2020年版）》中，要求利福平敏感肺结核患者使用 FDC 抗结核治疗，明确了治疗方案和剂量。出版了《抗结核药品管理手册》（中国结核病防治规划系列），开展了全国结核病防治规划人员的培训，规范了 FDC 的使用与管理。

五、FDC 生产与供应

目前，我国上市的由四个一线口服抗结核药物异烟肼（INH）、利福平（RFP）、乙胺丁醇（EMB）和吡嗪酰胺（PZA）分别组成的 FDC 有二联制剂、三联制剂和四联制剂，这几种规格的 FDC 在我国均有供应，能满足结核病患者的治疗用药需求。在我国"十二五"科技重大专项支持下，对国内上市几种规格的 FDC 进行了生物等效性抽样调查，结果显示国产抗结核 FDC 制剂符合国家有关规范要求。

第二章 抗结核化学治疗理论基础

结核病是由结核分枝杆菌引起的慢性传染病，主要通过呼吸道传播。早期发现结核病患者，及时有效的抗结核治疗，治愈结核病患者，是控制结核病传播最重要的措施。由于结核病的病灶中存在不同代谢状态的结核菌群，各种抗结核药物对不同代谢状态的结核菌群作用机制不同，了解结核分枝杆菌（mycobacterium tuberculosis，MTB）的生物学性状和抗结核药物对 MTB 的作用机制，对抗结核药物的临床应用以及合理组合治疗方案具有重要的意义。

第一节 抗结核化学治疗生物学机制

一、结核分枝杆菌菌群代谢特点

Mitchison 在实验中证实，结核病灶中有 4 种不同代谢状态的结核菌群，结核潜伏感染者或肺结核患者发病的不同阶段，是由不同优势菌群所致。

（1）快速繁殖菌群（A 菌群）：生长繁殖旺盛，代谢活跃，存在于巨噬细胞外，主要见于 pH 中性空洞壁和空洞内（此处，氧分压高，适于细菌的生长繁殖）。药物早期杀菌作用就是杀灭此菌群。快速杀灭细胞外快速繁殖菌群的表现是痰菌快速阴转，两个月痰菌阴转率是重要的标志。

（2）间断繁殖菌群（B菌群）：该菌群的数量很小，存在细胞内外，主要见于干酪病变中，大部分时间处于静止或半休眠状态，只有短暂（约 1 h）的突然生长繁殖。

（3）慢速繁殖菌群（C菌群）：存在于细胞内或畸形炎症病灶中，均为酸性环境（pH ≤ 5.5），数量很少，生长繁殖缓慢。

（4）完全休眠菌群（D菌群）：该菌群不生长繁殖，完全处于休眠状态，存在于细胞外，数量很少，现有药物对此菌群均无杀灭作用。

二、不同药物对结核分枝杆菌的影响

五种一线抗结核药物异烟肼（INH）、乙胺丁醇（EMB）、利福平（RFP）、链霉素（SM）和吡嗪酰胺（PZA）对不同代谢状态结核分枝杆菌发挥不同的作用。由于在结核病病灶中存在不同类型的结核菌，为此，抗结核治疗必须采用多种不同作用机制的抗结核药物联合治疗，以杀灭不同代谢状态的结核分枝杆菌。

（1）针对 A 菌群，药物的早期杀菌力大小依次为 INH > EMB > RFP > SM > PZA。

（2）针对 B 菌群，RFP 接触结核菌 1 h 后发挥杀菌作用，INH 接触 24 h 才能起到杀菌作用。

（3）针对 C 菌群，PZA 对此有独特的杀灭作用，INH 和 RFP 只有一定的杀灭作用，SM 在酸性环境中无杀菌作用。

三、抗结核化学治疗的生物学机制

抗结核化学治疗生物学机制主要体现在三个方面：

（1）快速杀灭生长活跃的结核分枝杆菌，减少结核病传播、预防耐药；

（2）清除体内的持留菌，治愈结核病患者、降低复发；

（3）杀灭单核细胞内低代谢状态潜伏结核分枝杆菌，预防发病。

结核分枝杆菌为需氧菌，在低氧环境仅以生长缓慢和间断生长形式存在或完全进入休眠状态。因此，寄生于巨噬细胞内的结核分枝杆菌由于受低氧和酸性环境的限制，生长、繁殖缓慢，从而限制了药效的发挥。而聚集在急剧进展病灶内包括干酪病灶或空洞内的结核分枝杆菌往往因能得到充分氧气和其他必要条件而持续生长和繁殖旺盛，较为有利于药物杀菌作用的发挥。

肺结核病的病灶是由渗出、增殖、变质、干酪坏死、空洞等不同的病理性变化构成，结核病灶中分布着数量、毒力各不相同的结核分枝杆菌。不同的结核病灶内所含结核分枝杆菌的数量差异巨大。经研究发现，一个新发结核空洞的含菌量大约是 $10^8 \sim 10^9$，干酪病灶内含菌量约为 10^5，结节性病灶却只有 10^2。肺结核病的病灶结核分枝杆菌菌量多，繁殖快，其中所含耐药突变菌多，则是导致治疗失败的最重要原因。

第二节　抗结核药物的作用机制

抗结核药物通过不同方式杀灭结核分枝杆菌，影响结核分枝杆菌生长最重要的环节，即影响 DNA 的复制、RNA 的合成和蛋白质形成的药物，对结核分枝杆菌具有致命性打击，其药物的杀菌疗效最好。

一、FDC 的四种一线抗结核药物作用机制

1．异烟肼（INH）　阻碍结核分枝杆菌细胞壁中磷酯和分枝菌酸的合成，致细胞壁通透性增加，细菌失去抗酸性而死亡。

2．利福平（RFP）　具有广谱抗菌作用，对结核分枝杆菌、非结核分枝杆菌、麻风杆菌、革兰阳性、阴性菌均有杀菌作用。与细菌的 RNA 聚合酶 β 亚基结合，干扰信息核糖核酸（mRNA）的合成，

进而阻碍其 RNA 的合成，导致细菌死亡。

3．乙胺丁醇（EMB） 仅对生长繁殖期的结核分枝杆菌有作用，对静止期细菌几乎无影响。

4．吡嗪酰胺（PZA） 吡嗪酰胺对牛型结核分枝杆菌和非结核分枝杆菌一般无抗菌作用，对结核分枝杆菌有抑制或杀灭作用。在体外抗结核活性很弱且受 pH 影响很大，酸性环境增强其抗菌作用。主要是在细胞内抗菌。

二、抗结核药物对结核分枝杆菌的作用分类

抗结核药物对结核分枝杆菌的作用主要分为早期杀菌作用、灭菌作用和预防耐药。

1．早期杀菌作用 是指在治疗的前几天中抗结核药物的杀菌作用，杀灭 A 菌群，表现为痰菌快速阴转。

2．灭菌作用 是指在早期杀灭大量的快速生长菌后，清除"顽固菌"的作用，杀灭 B 菌群和 C 菌群。"顽固菌"与在空洞内的快速生长菌比较，具有代谢低下或生长缓慢的特点。如果此类菌群不能杀灭，将导致治愈后复发。灭菌作用是缩短疗程的关键。

3．预防耐药 是指一种药物防止在联合用药中选择耐药发生的作用。

每一种抗结核药物在此三类作用中有着不同的

作用和等级。

（1）INH 早期杀菌和预防耐药作用最强。

（2）RFP 的灭菌作用最强，预防耐药作用较好，但次于 INH。

（3）PZA 灭菌作用强，但次于 RFP。

（4）EMB 预防耐药和早期杀菌作用较好，而预防耐药作用优于 SM，早期杀菌作用优于 RFP。

这就解释了由 INH、RFP、PZA 和 EMB 组合的化疗方案具有高效的原因。五种一线抗结核药物对结核分枝杆菌的作用见表 2-1。

表 2-1　一线抗结核药物对结核分枝杆菌的作用

作用程度	作用分类		
	早期杀菌	灭菌	预防耐药
高	INH	RFP、PZA	INH、RFP
中	EMB、RFP	INH	EMB、SM
低	SM、PZA	SM、EMB	PZA

第三节　抗结核药物的杀菌和抑菌作用

一、全杀菌药、半杀菌药和抑菌药分类

抗结核药物常规剂量下，血清药物浓度达到或超过最低抑菌浓度（minimal inhibitory concentration，

MIC）10 倍以上才能起杀菌作用，在 10 倍以下只起抑菌作用。

1．全效杀菌药物　对细胞内外的结核分枝杆菌均起杀菌作用。INH 和 RFP 在细胞内外 MIC 均能达到 10 倍以上，为全效杀菌药。

2．半效杀菌药物　SM 只在细胞外浓度达到 MIC 的 10 倍以上，只对细胞外结核分枝杆菌有杀灭作用；PZA 只在细胞内浓度达到 MIC 的 10 倍以上，只对细胞内结核分枝杆菌有杀灭作用。SM 和 PZA 称为半效杀菌药。

3．抑菌药物　药物在细胞内外的浓度均在 MIC 的 10 倍以下，只起抑菌作用，乙胺丁醇为抑菌药物。

二、影响药物作用效果的因素

1．药物分子大小　药物分子大小不同，渗透力也不同，通过生物膜（组织膜）的能力不同，治疗效果也不同。INH、RFP 和 PZA 的分子较小，渗透力强，能通过各种生物膜如组织细胞膜、巨噬细胞细胞膜、血脑屏障、肺泡毛细血管膜、胎盘屏障，在病灶和巨噬细胞内的浓度接近血中浓度，对细胞内外结核菌均有杀灭作用。SM 不能透过细胞膜进入细胞内，对细胞内菌无杀灭作用。INH、PZA 能自由通过正常的血脑屏障，更易通过发炎的血脑屏障，而 SM、RFP 和 EMB 只能部分通过发炎的血脑屏障。

2．血清药物浓度　药物能穿透细胞膜，在细胞内外均有高浓度的药物，才可对多种菌群起杀菌、抑菌作用。血清中药物的浓度不同则治疗效果也不同，药物的血清浓度越高，杀菌效果越好，疗效越好。

3．病灶中药物浓度　病灶中药物浓度与耐药菌的数量成反比，浓度越高耐药菌越少，疗效越好。

第四节　固定剂量复合剂的药理学基础

目前，临床使用的 FDC 主要是由一线抗结核口服药物组成。由两种药物组成称二联制剂，三种药物组成称三联制剂以及由四种药物组成称四联制剂。FDC 保证了治疗方案的联合用药、药品剂量的适量，患者服用抗结核药品的片数少，提高了患者治疗的依从性。使用抗结核 FDC 可预防处方不合理或单一用药所造成的耐药结核病的发生。

一、FDC 的药效学

1．FDC 中不同组分的药效学

（1）异烟肼对快速增殖期结核分枝杆菌的杀菌活性非常强，是具有最有效早期杀菌活性（EBA）

的抗结核药物，也是治疗结核病的首选药物。

（2）利福平是标准短程疗法中的关键杀菌药物，对结核分枝杆菌、非结核分枝杆菌、麻风杆菌、革兰阳性及阴性菌均有杀菌作用，具有杀死活跃分裂和"休眠"结核分枝杆菌的能力。

（3）吡嗪酰胺能杀灭酸性环境中缓慢生长的巨噬细胞内的结核分枝杆菌，但在中性培养条件下几乎没有活性。

（4）乙胺丁醇对结核分枝杆菌有较强的抑菌作用，对其他细菌和病毒则无作用，与其他抗结核药合用，可以增强疗效并延缓细菌耐药性的产生。

2. 分级抑菌浓度指数　分级抑菌浓度指数（fractional inhibitory concentration index，FICI）是判定药物联合作用效果的药效学参数。

当 FICI ≤ 0.5 时，两药为协同作用；

当 0.5 < FICI < 1 时，两药为部分协同作用；

当 FICI=1 时，两药为相加作用；

当 1 < FICI < 4 时，两药为无关作用；

当 FICI > 4 时，两药为拮抗作用。

FDC 体外抗菌活性研究显示：利福平与异烟肼的 FICI 值为 0.65，判定有相加作用；利福平与吡嗪酰胺的 FICI 值为 0.28，有协同作用；异烟肼与吡嗪酰胺的 FICI 值为 0.27，亦有协同作用。

动物模型也证明利福平、异烟肼、吡嗪酰胺的联合应用大大提高了单药的抗结核效能。

二、FDC 的药代动力学

利福平、异烟肼、吡嗪酰胺和盐酸乙胺丁醇均具有经口服给药可以被迅速吸收，生物利用度较高，药物摄入后 2 ~ 3 h 出现峰值血浆浓度等良好的药代动力学特点。

"生物利用度是 FDC 质量与可用性的标志"。生物利用度是指药物经血管外途径给药后吸收进入全身血液循环的相对量。异烟肼、吡嗪酰胺、盐酸乙胺丁醇属于生物药剂分类系统（biopharmaceutics classification system，BCS）的 Ⅰ 类（易溶、易渗透），一般不会出现生物利用度问题。

利福平是 FDC 中的疏水成分，属于 BCS 的 Ⅱ 类（低溶解性、易渗透）。此外，利福平表现出 pH 依赖性的溶解度，影响胃肠道的吸收。利福平的晶型可分为 Ⅰ 型、Ⅱ 型、SV 型（溶剂化物）及无定型 4 种，利福平的晶型与其理化性质和生物利用度密切相关，利福平的 Ⅰ 型和 Ⅱ 型晶型为有效晶型，其溶解速率基本一致。国产的利福平原料均为 Ⅰ 型。如果生产过程中晶型转变为无定型，就有可能导致药品溶出变慢，有报道利福平生物利用度的降低可能是由于在生产过程中对原料的研磨或者压片过程导致晶型发生变化从而影响了生物利用度。另外，当利福平与异烟肼在 FDC 制剂中处于紧密接触状态，利福平与异烟肼将产生化学反应，造成利福平和异烟肼的降解。

吡嗪酰胺对这种化学反应起到催化作用，温度和湿度将加速这种降解反应的进程。而当有盐酸乙胺丁醇存在时，由于盐酸乙胺丁醇强烈的引湿性，更加剧了这种降解反应的进程。这种药物的相互作用影响也是导致 FDC 制剂中生物利用度差的原因。

此外，FDC 在研发的过程当中，一种或几种辅料与药物发生相互作用，也会影响制剂的稳定性，进而影响 FDC 生物利用度情况；另外，在混合、制粒、压片过程中的工艺因素都是影响利福平生物利用度变化的原因。为了获得具有良好生物利用度的 FDC，就需要在 FDC 的研发、生产、储存过程中周全地考虑。

WHO 推荐使用 FDC，特别强调了抗结核 FDC 制剂的质量。WHO 和 IUATLD 一再强调：含利福平的 FDC 只有已证明利福平生物利用度符合限度要求时才可以采购和使用。使用利福平生物利用度低的 FDC 制剂可能直接导致治疗失败，并且不能预防耐药性的产生。近年来，关于国产 FDC 制剂的生物利用度情况有很多报道，一般采用国内上市散装抗结核药品作为对照药进行对比，几种国内的FDC 制剂均具有生物等效性。

第三章

固定剂量复合剂的应用研究

固定剂量复合剂是由不同药物按照不同剂量组成的复合制剂，可以简化患者服药的处方，方便患者服用。为利于抗结核 FDC 在我国的推广使用，我国从 20 世纪 90 年代初开展了一系列 FDC 应用研究。通过这些研究获得了 FDC 抗结核治疗疗效、药物不良反应、治疗依从性、药代动力学、FDC 供应与管理等相关数据，制定了 FDC 使用技术指南，为 FDC 在全国结核病防治规划中的推广应用提供了科学依据。

第一节 疗效、安全性及治疗依从性研究

2003 年，在世界银行贷款 / 英国赠款中国结核病控制项目支持下，选择我国南方和北方各两省共计 966 例初治涂阳肺结核患者，采用 FDC 和抗结核板式组合药随机对照研究，南方两省肺结核患者平均体重 ≥ 50 kg 者占 50.2% ~ 65.3%，北方两省肺结核患者平均体重 ≥ 50 kg 者占 69.6% ~ 78.4%。结果显示：研究组和对照组治疗 2 个月末痰菌阴

转率和 3 个月末阴转率差异无统计学意义（$P >$ 0.05）；研究组治愈率和治疗成功率高于对照组（$P < 0.05$）。两组不良反应发生率差异无统计学意义（$P > 0.05$），研究组因严重不良反应中断治疗和停止治疗 10 例（占 2.1%），低于对照组 27 例（5.8%）（$P < 0.05$）。严重不良反应发生率研究组低于对照组（$P < 0.05$）。

朱莉贞等将 308 例初治涂阳肺结核患者，以 2 : 1 随机对照法分为治疗组和对照组进行短程化疗，结果表明治疗组和对照组 2 个月痰菌阴转率分别达 91.2% 和 86.4%；满疗程痰菌阴转率各为 98.7% 和 97.5%。

2008 年中国全球基金结核病项目支持在黑龙江、河南、重庆、浙江等四省市开展 FDC 试点使用工作，纳入 2687 例初治肺结核患者，90% 患者体重在 38 ～ 70 kg，且 38 ～ 54 kg 和 55 ～ 70 kg 体重患者比例约为 1 : 1；在使用抗结核 FDC 治疗过程中，约有 3% 的患者因不良反应或不能耐受等原因，需要使用散装抗结核药进行治疗。

第二节　固定剂量复合剂不同制剂疗效及安全性研究

2009—2013 年，中国疾控中心在中国卫生部 -

盖茨基金会结核病防治项目和国家传染病防治科技重大专项结核病治疗新剂型研究项目中，对FDC分阶段、不同FDC剂型治疗方案进行了应用研究。研究对象为初治肺结核患者（包括涂阳和涂阴肺结核患者）。

第一阶段，选择山东等7个省为研究现场，针对我国上市FDC不同剂量规格，组合7套治疗方案，每省使用一套方案进行描述性流行病学调查（表3-1）。

表3-1 第一阶段7个省FDC对比化疗方案

| 方案 | 强化期（连续治疗2个月） | | 继续期（连续治疗4个月） | |
	规格	用法	规格	用法
方案一	H 75 mg, R 150 mg, Z 400 mg, E 275 mg	每日	H 100 mg, R 150 mg	每日
方案二	H 120 mg, R 120 mg, Z 400 mg, E 250 mg	隔日	H 200 mg, R 200 mg	隔日
方案三	H 75 mg, R 150 mg, Z 400 mg, E 275mg	每日	H 75 mg, R 150 mg	每日
方案四	H 75 mg, R 150 mg, Z 400 mg, E 275 mg	每日	H 150 mg, R 300 mg	每日
方案五	H 80 mg, R 120 mg, Z 250 mg	每日	H 100 mg, R 150 mg	每日
方案六	H 80 mg, R 120 mg, Z 250 mg	每日	H 150 mg, R 300 mg	每日
方案七	H 80 mg, R 120 mg, Z 250 mg	每日	H 75 mg, R 150 mg	每日

注：异烟肼（H）、利福平（R）、吡嗪酰胺（Z）、乙胺丁醇（E）。

7 个省共纳入初治肺结核患者 4907 例。患者治疗过程中不良反应症状总体发生率为 28.04%，因发生不良反应替换散装药的比例为 2.9%。初治涂阳肺结核患者治愈率为 94.2%，初治涂阴肺结核患者完成治疗率为 94.8%。

第二阶段，选择山东等 5 个省为研究现场。根据第一阶段的研究结果，每省随机分配一个优化后治疗方案（表 3-2）（重大新药创制项目结核病治疗新剂型研究，2010ZX09102-301）。

表 3-2 第二阶段 5 个省 FDC 对比化疗方案

方案	强化期（连续治疗 2 个月）		继续期（连续治疗 4 个月）	
	规格	用法	规格	用法
方案一	H 75 mg，R 150 mg，Z 400 mg，E 275 mg	每日	H 150 mg，R 300 mg	每日
方案二	H 120 mg，R 120 mg，Z 400 mg，E 250 mg	隔日	H 200 mg，R 200 mg	隔日
方案三	H 75 mg，R 150 mg，Z 400 mg，E 275 mg	每日	H 75 mg，R 150 mg	每日
方案四	H 75 mg，R 150 mg，Z 400mg，E 275 mg	每日	H 100 mg，R 150 mg	每日
方案五	H 75 mg，R 150 mg，Z 400 mg，E 275 mg	每日	H 200 mg，R 200 mg	隔日

注：异烟肼（H）、利福平（R）、吡嗪酰胺（Z）、乙胺丁醇（E）

5 个省共纳入 5981 例初治肺结核患者，患者治疗过程中不良反应总体发生率为 26.3%，其中肝功能异常发生率最高为 14.4%。隔日治疗方案肝损害发生率较高，是每日治疗方案的 4.5 倍。各治疗方案组合，初治涂阴肺结核患者完成治疗率均超过 90%，初治涂阳肺结核患者治愈率均超过 85%，因发生不良反应替换散装药的比例为 3%，隔日治疗方案最高为 4.4%。

研究结论：抗结核 FDC 制剂与其他抗结核制剂有相似安全性及疗效，符合在全国结核病防治规划中推广使用条件。综合疗效、安全性、患者服药依从性因素。

抗结核 FDC 推荐方案为：

（1）强化期选择"HRZE"四联制剂，每日服用，连续 2 个月。推荐规格：① R 150 mg，H 75 mg，Z 400 mg，E 275 mg；② R 75 mg，H 37.5 mg，Z 200 mg，E 137.5 mg。

（2）继续期选择"HR"二联制剂，每日服用，连续 4 个月。推荐规格：① H 150 mg，R 300 mg；② H 100 mg，R 150 mg；③ H 75 mg，R 150 mg。

第三节　固定剂量复合剂的生物等效性研究

生物等效性是指一种药物的不同制剂，在相同试验条件下以相同剂量用于人体，其药物的吸收程度和速度无显著性差异的特性。进行生物等效性研究，可以评价药品质量，保证药品的有效性和安全性。2011—2013 年，国家科技重大专项重大新药创制项目结核病治疗新剂型研究（2010ZX09102-301）经费支持。对国内上市 2 个四联 FDC 制剂，5 个二联 FDC 制剂，用国产散装抗结核药品作参比试剂对照，进行生物等效性研究。本研究根据《化学药品和治疗用生物制品研究指导原则》及《新药（西药）临床及临床前研究指导原则》设计抗结核固定剂量复合剂的人体生物等效性研究计划及方案，对我国目前上市的抗结核主流产品进行生物等效性研究，从而获得抗结核 FDC 安全性和有效性的基础数据，为国家推广使用抗结核 FDC 奠定基础。

一、试验材料

1．受试制剂

（1）异福片两药复方制剂，规格：每片含利福平 300 mg，异烟肼 150 mg。

（2）异福胶囊两药复方制剂，规格：每粒含利福平 150 mg，异烟肼 75 mg。

（3）异福胶囊两药复方制剂，规格：每粒含利福平 300 mg，异烟肼 150 mg。

（4）异福胶囊两药复方制剂，规格：每粒含利福平 150 mg，异烟肼 100 mg。

（5）异福片两药复方制剂，规格：每片含利福平 0.3 g，异烟肼 0.15 g。

（6）乙胺吡嗪利福异烟片四药复方制剂，规格：每片含利福平 0.15 g、异烟肼 0.075 g、吡嗪酰胺 0.4 g、盐酸乙胺丁醇 0.275 g。

（7）乙胺吡嗪利福异烟片四药复方制剂，规格：每片含利福平 0.075 g、异烟肼 0.0375 g、吡嗪酰胺 0.2 g、盐酸乙胺丁醇 0.1375 g。

2．参比制剂

（1）异烟肼片，规格 100 mg，产品批号 1103021。

（2）利福平胶囊，规格 0.15 g，产品批号 1102041。

二、试验设计

采用健康男性受试者单次给药二周期双交叉或三周期交叉试验设计。即将受试对象随机分为 2 组或 3 组，每位受试者都服用二次或三次药物，每次服药的清洗期为 1 周。与临床剂量一致作为单次给药的剂量，参比制剂为同时服相等剂量的异烟肼片和利福平胶囊。试验前 1 日晚上进统一清淡饮食，然后禁食 10 h，不禁水过夜。次日晨 8:00 空腹口服给药，用 200 ml 温水送服，服药 2 h 后可适量饮水，4 h 后进统一清淡饮食。避免剧烈运动，亦不得长时间卧床。禁服茶、咖啡及其他含咖啡和醇类饮料，并禁止吸烟。

三、生物样本采集

受试者在服药前采空白血样品，服药后 10 min、20 min、40 min、1 h、1.5 h、2 h、3 h、4 h、6 h、9 h、12 h、24 h 各采静脉血 3 ml。置肝素抗凝管中，以 3000 r/min 离心 10 min，分离血浆，置 -20℃冰箱保存，待测。

测定受试制剂及参比试剂血药浓度，进行生物分析。

四、研究结果

研究结果 1. 乙胺吡嗪利福异烟片四药复方制剂（每片含利福平 0.15 g、异烟肼 0.075 g、吡嗪酰胺 0.4 g、盐酸乙胺丁醇 0.275 g）：异烟肼与服用异烟肼散剂，生物等效性判断为合格；利福平与服用利福平散剂，生物等效性判断为合格；吡嗪酰胺与服用吡嗪酰胺散剂，生物等效性判断为合格；乙胺丁醇与服用乙胺丁醇散剂，生物等效性判断为合格。

研究结果 2. 乙胺吡嗪利福异烟片四药复方制剂（每片含利福平 0.075 g、异烟肼 0.0375 g、吡嗪酰胺 0.2 g、盐酸乙胺丁醇 0.1375 g）：利福平与服用利福平散剂，生物等效性判断为合格；吡嗪酰胺与服用吡嗪酰胺散剂，生物等效性判断为合格；乙胺丁醇与服用乙胺丁醇散剂，生物等效性判断为合格。

研究结果 3. 异福片两药复方制剂（H 150 mg、R 300 mg）：异烟肼与服用异烟肼散剂，生物等效性判断为合格；利福平与服用利福平散剂，生物等效性判断为合格。

研究结果 4. 异福胶囊两药复方制剂（H 150 mg、R 300 mg）：异烟肼与服用异烟肼散剂，生物等效性判断为合格；利福平与服用利福平散剂，生物等效性判断为合格。

研究结果 5. 异福胶囊两药复方制剂（H 75 mg、R 150 mg）：异烟肼与服用异烟肼散剂，生物等效性判断为合格；利福平与服用利福平散剂，生物等效性判断为合格。

研究结果 6. 异福胶囊两药复方制剂（H 100 mg、R 150 mg）：异烟肼与服用异烟肼散剂，生物等效性判断为合格；利福平与服用利福平散剂，生物等效性判断为合格。

研究结果 7. 异福片两药复方制剂（H 150 mg、R 300 mg）：异烟肼与服用异烟肼散剂，生物等效性判断为合格；利福平与服用利福平散剂，生物等效性判断为合格。

第四章

抗结核固定剂量复合剂的临床应用

抗结核治疗遵循早期、联合、适量、规律、全程的原则，只有遵照抗结核治疗原则，依据患者诊断分类针对性地选择治疗方案，按照患者体重和固定剂量复合剂的规格使用足量的药品，抗结核治疗过程中强化督导管理，早期发现、及时处理抗结核药品相关不良反应，确保患者完成全疗程的治疗，才能治愈结核病患者，同时降低复发及耐药的风险。

第一节　治疗原则

正确使用抗结核药品、遵循合理的治疗原则、制定合理的化疗方案和加强化疗管理是治疗成功的关键。我国在总结国内外化疗成功经验的基础上，提出结核病治疗应遵循"早期、规律、联合、适量、全程"的五项原则。

一、早期用药

早期用药是指肺结核患者一旦确诊，应及早抗结核病治疗，尤其是初治患者。早期病变有利于药物的渗透，利于药物进入病灶。巨噬细胞活跃，结核分枝杆菌繁殖旺盛，对药物敏感性高，治愈率高。肺结核患者是否能获得早期治疗，不但取决于医生，也取决于患者就诊的时间，当抗结核病药品缺乏或患者有抗结核病药品治疗的禁忌证时，均会影响患者的早期治疗。

二、规律用药

规律用药是指肺结核患者在治疗的全过程中，应按照合理的化疗方案，有规律地服用药品，直到完成疗程。规律用药可保持相对稳定的血药浓度，以达到并保持杀菌、灭菌的效果，减少耐药性的产生。

三、联合用药

联合用药是指根据不同抗结核病药品的生物特性，选用多种抗结核药品联合治疗。联合用药的目的，是利用多种抗结核药品的不同杀菌和抑菌作用，提高杀菌、灭菌能力，防止和减少产生耐药菌，从而提高疗效。

FDC 制剂的每片（粒）中，各药物是按照合理的剂量比例组成，根据患者的体重服用不同的片数，保证了每个患者联合合理用药。

四、适量用药

使用各种抗结核药品适当的剂量，既能保证其杀菌或抑菌作用，又可以使患者能够耐受。剂量不足，导致血药浓度低，影响疗效并易诱发耐药性；过量则常常出现不良反应，使患者不能耐受以致中断治疗。应根据患者体重给予不同的剂量。

五、全程用药

全程用药是指患者一经开始使用抗结核药品治疗，应持续不断地治疗，直到疗程结束。利福平敏感结核病和利福平耐药结核病患者抗结核病治疗方案均包括强化期和继续期。抗结核病治疗的早期即强化期，可杀灭大部分敏感结核分枝杆菌，即使患者症状减轻或消失，结核分枝杆菌病原学检查阴性，或胸部 X 线检查病变减少或消失，但患者体内仍有生长缓慢及细胞内存活的结核分枝杆菌，如不进行继续期的治疗，完成全疗程，这些存活的结核分枝杆菌将是导致耐药、近期或远期复发的根源。

第二节 剂型与剂量

目前 FDC 主要以一线抗结核药品利福平（R）、异烟肼（H）、吡嗪酰胺（Z）、盐酸乙胺丁醇（E）组合而成。2 种药物按照一定的比例组成的 FDC 为二联制剂，3 种药物按照一定的比例组成的 FDC 为三联制剂，4 种药物按照一定的比例组成的 FDC 为四联制剂。

一、二联制剂

我国目前上市的二联制剂为：异烟肼（H）+利福平（R），有胶囊剂和片剂两种剂型，有 3 种剂量规格（表 4-1）。

表 4-1　FDC 异烟肼和利福平二联制剂剂型和剂量

剂型	每粒（片）含量（mg）	
	利福平	异烟肼
HR 胶囊剂、片剂	300	150
	150	75
	150	100

二、三联制剂

我国目前上市的三联制剂为：异烟肼（H）+

利福平（R）+ 吡嗪酰胺（Z）组合，异烟肼（H）+ 利福平（R）+ 乙胺丁醇（E）组合，有片剂和胶囊剂两种剂型（表4-2）。

表4-2　FDC 三联制剂剂型和剂量

剂型	每粒（片）含量（mg）			
	利福平	异烟肼	吡嗪酰胺	乙胺丁醇
HRZ 片剂、胶囊剂	75	50	250	—
	120	80	250	—
	60	40	125	—
HRE 片剂、胶囊剂	120	120	—	250

三、四联制剂

我国目前上市的四联制剂为：异烟肼（H）+ 利福平（R）+ 吡嗪酰胺（Z）+ 乙胺丁醇（E）组合，剂型为片剂，有3种剂量规格（表4-3）。

表4-3　FDC 四联制剂剂型和剂量

剂型	每粒（片）含量（mg）			
	利福平	异烟肼	吡嗪酰胺	乙胺丁醇
HRZE 片剂	150	75	400	275
	75	37.5	200	137.5
	120	120	400	250

第三节　治疗对象和治疗方案

由于抗结核固定剂量复合剂是由一线抗结核口服药物组合而成，对能使用异烟肼、利福平、吡嗪酰胺、乙胺丁醇的患者，均可以使用。治疗方案的选择需要根据患者诊断分类、耐药试验检查结果、治疗史等进行分类选择。

一、利福平和异烟肼敏感或耐药状况未知

对象：初治和复治病原学阳性或阴性肺结核患者。

治疗方案：2HRZE/4HR。

方案说明：强化期 HRZE 四联制剂治疗，每日服药一次，连续服用 2 个月，用药 60 次。用量：根据患者体重确定 FDC 四联制剂的规格和用量（表 4-4）。

继续期 HR 二联制剂治疗，每日服药一次，连续服用 4 个月，用药 120 次。用量：根据患者体重确定 FDC 二联制剂的规格和用量（表 4-5）。

注：病原学阳性肺结核，如患者治疗到第 2 个月末痰菌检查仍为阳性，则应延长 1 个月的强化期治疗，继续期化疗方案不变。方案为 3HRZE/4HR。

二、结核性胸膜炎患者

治疗方案：2HRZE/7HR+E。

强化期：使用 HREZ 四联制剂，每日 1 次，连续服用 2 个月，用药 60 次。用量：见表 4-4。

继续期：使用 HR 二联制剂加上乙胺丁醇（E），每日 1 次，连续服用 7 个月，用药 210 次。重症患者（如结核性脓胸、包裹性胸腔积液，以及合并其他部位结核等），继续期适当延长 3 个月，治疗方案为 2HRZE/10HR+E。加上乙胺丁醇（E）的用量为：体重 < 50 kg，0.75 g/ 日；体重 ≥ 50 kg，1.0 g/ 日。FDC 二联制剂用量见表 4-5。

三、其他结核病或有合并疾病结核

治疗方案：2HRZE/10HR+E。

包括以下类型结核病：

（1）血行播散性肺结核、气管支气管结核、胸内淋巴结结核。

（2）肺结核合并糖尿病和矽肺等患者。

（3）肺结核合并肺外结核。

（4）肺外结核病。

强化期使用四联制剂 HRZE 治疗 2 个月，继续期使用二联制剂 HR+E 治疗 10 个月。药物用量和用法同结核性胸膜炎患者。

注：病原学阳性肺结核，如患者治疗到第 2 个月末痰菌检查仍为阳性，则应延长 1 个月的强化期治疗，继续期化疗方案不变。方案为 3HRZE/10HR+E。

第四节　用量和用法

一、强化期用药

目前，我国抗结核 FDC 制剂均为成人每日服药方案。根据《中国结核病预防控制工作技术规范（2020 年版）》的要求，结合我国目前已上市的 FDC 剂型和剂量及患者的体重，确定每次药品用量（片数）（表 4-4）。

表 4-4　不同体重患者抗结核 FDC 四联制剂的规格和用量

组合	规格	用量			
		30 ~ 37 kg	38 ~ 54 kg	55 ~ 70 kg	≥ 71 kg
INH+RFP+ PZA+EMB	H 75 mg+ R 150 mg+ Z 400 mg+ E 275 mg	2 片 / 日	3 片 / 日	4 片 / 日	5 片 / 日
INH+RFP+ PZA+EMB	H 37.5 mg+ R 75 mg+ Z 200 mg+ E 137.5 mg	4 片 / 日	6 片 / 日	8 片 / 日	10片 / 日

二、继续期治疗

继续期治疗使用 HR 二联制剂，每日 1 次，连续服用 4 个月，用药 120 次。可选择使用 3 种规格，根据患者的体重确定每次药品规格和用量（片数）（表 4-5）。

表 4-5　不同体重患者抗结核 FDC 二联制剂的规格和用量

组合	规格	用量	
		< 50 kg	≥ 50 kg
	H 150 mg + R 300 mg	—	2 片 / 日
INH+RFP	H 100 mg + R 150 mg	3 片 / 日	—
	H 75 mg + R 150 mg	—	4 片 / 日

第五节　固定剂量复合剂治疗方案的调整

部分患者在使用 FDC 进行抗结核治疗过程中，发生严重药物不良反应不能使用 FDC 继续治疗，或抗结核治疗前因脏器功能障碍，不能耐受 FDC 治疗者，需要使用单药组合药品进行化疗方案的调整。

一、治疗方案调整原则

1．保证调整后治疗方案的有效性。

2．初治肺结核患者原则上在一线抗结核药品范围内调整，尽量避免使用二线抗结核药品。

3．初治患者治疗疗程为 6 个月，新调整方案的疗程应根据结核病化疗原则要求确定。

二、治疗方案调整指征

1．头痛、末梢神经炎　症状轻但经对症治疗不好转，症状较重或服药过程中出现癫痫精神症状时。

2．谷丙转氨酶升高　超过正常值 3 倍时，应及时停用全部抗结核药，待肝功能恢复后，调整方案或重新治疗。

3．出现严重过敏反应　如过敏性休克、喉头水肿、气道阻塞、疱性皮炎等，应及时停用全部抗结核药品，立即住院治疗，调换药品。

4．胃肠道反应　可将药品分次服用及给予对症治疗，仍不缓解或严重反应者，应停用并更改治疗方案。

5．出现视力损害症状　应进行眼科检查，若确定为乙胺丁醇引起的视力损害，应及时更换药品。

6．出现关节疼痛　经对症治疗未见好转者或症状严重者，应调整治疗方案。

三、治疗方案调整方法

（一）因异烟肼出现严重不良反应

如诱发癫痫发作或严重的肝损害等，应及时调换治疗药品，如可用链霉素或乙胺丁醇代替治疗。如可将方案 2HRZE/4HR 调整为 2SRZE/6RE。

若不能用 SM 代替时，可用 9RZE 方案治疗。

不能用链霉素的患者可用氧氟沙星或左氧氟沙星替代 INH 治疗。

（二）因利福平出现严重不良反应

根据不同反应情况可用链霉素或乙胺丁醇等药品代替治疗。如可将方案 2HRZE/4HR 调整为 2SHZE/6HE。

不能用链霉素的患者也可用氧氟沙星或左氧氟沙星替代利福平。

（三）因吡嗪酰胺出现严重不良反应

应及时停药，调整方案时可改为 9 个月方案。

（四）因乙胺丁醇出现视神经炎不良反应

应及时停药，可换用链霉素代替治疗，如可将方案 2HRZE/4HR 调整为 2HRZS/4HR 。

第六节　使用固定剂量复合剂的注意事项

一、FDC 使用的禁忌证

1．对利福平、吡嗪酰胺、异烟肼、盐酸乙胺丁醇或任何辅料过敏患者。

2．肝硬化、肝炎及用药前肝功能不正常者、胆道梗阻者、痛风患者、精神病及癫痫病患者、糖尿病有眼底病变者、卟啉症患者。

3．伴有严重肾功能不全患者。

二、特殊人群用药的注意事项

1．有视力方面缺陷的患者　建议在开始使用和使用过程中定期做眼部检查，包括分辨力，颜色辨别和视野的检查。在治疗期间若出现视力疾病应停止继续使用。

2．孕妇及哺乳期妇女　禁用于妊娠前 3 个月的孕妇。利福平能透过胎盘，在妊娠期的最后几周使用利福平能导致母体和新生儿的产后出血，因此推荐在妊娠期的最后一个月，母体及分娩后新生儿口服维生素 K。由于异烟肼对幼儿可能产生神经毒性作用，妊娠期间需要补充维生素 B_6。利福平、异烟肼、吡嗪酰胺和乙胺丁醇能进入乳汁，服药期间建议不要进行哺乳。

3．儿童患者　目前，我国尚没有儿童剂量的FDC。

4．老年患者　老年患者应按肾功能情况调整用药剂量。

三、结核病合并其他疾病患者用药注意事项

1．抗酸药能降低利福平、异烟肼、乙胺丁醇的生物利用度。为避免此种情况的发生，应当在服用抗酸药前至少1 h服用。

2．利福平和异烟肼可以对一些药物产生拮抗作用，如：苯妥英、华法林和茶碱。

3．利福平有酶诱导作用，不宜与下列药品同时使用：奈韦拉平、辛伐他汀、口服避孕药和利托那韦。

4．异烟肼可能会抑制单胺氧化酶和双胺氧化酶。食用含酪氨酸（如奶酪、红酒）或者含组氨酸（如金枪鱼）的食物可能会引起头痛、心悸、潮红等症状。

第五章　不良反应观察与处理

　　抗结核药品的不良反应是指合格药品在正常用法用量下出现的与用药目的无关的或意外的有害反应。早期发现及时正确处理抗结核药品不良反应，是患者获得治愈的前提。药品不良反应包括副作用、毒性作用、后遗效应、变态反应、继发反应、特异质反应、药物依赖性及致癌、致突变、致畸作用等。

第一节　FDC不同组方常见不良反应

　　由于结核病治疗需要多种抗结核药联合使用，治疗时间长，增加了抗结核药物所引起的不良反应，其中以抗结核药物性肝损伤（drug-induced liver injury，DILI）最为常见，也最为严重，各种抗结核药物的不良反应不尽相同，医生应该熟知各种抗结核药物不良反应的临床表现，一旦患者在治疗过程中出现不适，应及时甄别是否由药物引起（表5-1）。

表 5-1　抗结核药品的常见不良反应

抗结核药品	不良反应类型
异烟肼	外周神经炎、精神症状
利福平、异烟肼	血液系统损害
吡嗪酰胺	肝损害、高尿酸血症、关节痛和肌肉痛
乙胺丁醇	视神经炎
利福平、吡嗪酰胺、异烟肼、乙胺丁醇	胃肠反应、肝脏毒性、过敏反应

　　在一项纳入 966 例患者的对照研究中，483 例患者使用 FDC 观察不同类型不良反应开始发生时间、结束时间、持续时间和累计时间，研究结果见表 5-2。

表 5-2　抗结核药物治疗各种不良反应发生时间

不良反应		开始治疗时间（天）	结束时间（天）	持续时间（天）	累计时间（天）
恶心	轻	10	60	42	26
	中	12	20	8	8
	重	5	17	3	3
呕吐		14	32	10	8
头晕		14	59	23	15
食欲减退		25	61	20	15
发热		32	38	15	10
关节痛		32	71	39	14
皮疹		24	52	15	10

同样以上研究，对不同年龄、性别不同类型不良反应发生率进行观察，女性比男性部分类别不良反应发生率稍高，65岁以上患者比65岁以下患者不良反应发生率高（表5-3）。

表5-3　不同年龄、性别不同类型不良反应发生率

不良反应类型	男		女	
	15～（N=282）发生数（%）	65～（N=62）发生数（%）	15～（N=120）发生数（%）	65～（N=15）发生数（%）
恶心	22（7.8）	11（17.7）	20（16.7）	4（26.7）
呕吐	10（3.5）	11（17.7）	12（10.0）	2（13.3）
头晕	18（6.4）	9（14.5）	17（14.2）	4（26.7）
食欲减退	17（6.0）	8（12.9）	12（10.0）	3（20.0）
发热	8（2.8）	5（8.1）	4（3.3）	2（13.3）
关节痛	11（3.9）	6（9.7）	7（5.8）	2（13.3）
皮疹	10（3.5）	9（14.5）	7（5.8）	2（13.3）

* 以上不良反应经对症处理，均减轻或消失

第二节　抗结核药物不良反应及处理原则

抗结核药物不良反应是导致患者不规则治疗、中断治疗的主要原因，早期识别、及时处理抗结核药物不良反应是保证患者治疗依从性、成功治愈患者的关键，抗结核药物不良反应中，肝脏的不良反应是影响患者治疗效果的最主要因素。

一、药物性肝损伤

药物性肝损伤（DILI）是指肺结核患者使用抗结核药品 FDC 引起的肝细胞毒性损伤或肝脏对药物及其代谢产物的变态反应所致的病理过程。DILI 是临床上最常见的药物不良反应之一，也是急性肝损伤最为常见的病因之一。抗结核药物在全球范围内都是引起药物性肝损伤的重点关注药物。

（一）肝损伤的定义

1. 间隔 2 周以上、连续 2 次检测谷丙转氨酶（ALT） > 40 U/L（正常值上限），或血清总胆红素（TBIL） > 19 μmol/L（正常值上限）。

2. 单次检测 ALT > 80 U/L（正常值上限 2 倍），TBIL > 38 μmol/L（正常值上限 2 倍），凡符合其中之一即可定义为肝损伤。

如碱性磷酸酶（ALP） > 5 U/L 时，提示肝细胞损伤；ALP < 2 U/L 时，提示胆管损伤；ALP 2 ～ 5 U/L 时，为混合性损伤。

（二）抗结核药物肝损伤发生情况

据统计 DILI 占所有药物不良反应的 3.0% ～ 9.0%，占肝炎患者的 10%。一线抗结核药物如异烟肼（INH）、利福平（RFP）、吡嗪酰胺（PZA）和乙胺丁醇（EMB）所引起的不良反应中，不同国家肝损伤发生率为 2% ～ 28%；不同人群发生不良反应风险的差异显著。总体上看，亚洲国家较高，印度为 3.8% ~ 10%，格鲁吉亚为 19%；西方国家较低，美国 < 1%，英国为 4%，西班牙为 3.3%，土耳其为 3.2%。近年来在西方国家部分地区及医院的非大样本研究中，抗结核药物 DILI 发生率的报道较前明显升高，可达 6%。据报道我国抗结核药物 DILI 发生率为 8% ~ 30%。最近发表的大规模 DILI 流行病学研究显示，我国引起肝损伤的最主要药物为抗结核药（占 21.99%）、抗肿瘤药或免疫调整剂（占 8.34%）。

（三）抗结核药物肝损伤的发生机制

抗结核药物 DILI 的确切发生机制尚不清楚，通常可分为药物的直接肝损伤和特异质性肝损伤作用。直接毒性作用指摄入人体内的药物和（或）其代谢产物对肝脏产生的直接损伤，可进一步引起免疫和炎症应答等其他肝损伤机制，往往呈剂量依赖性，通常可预测；特异质性肝损伤作用指发生在少数易感人群中的一种与药理作用及临床剂量无关的不良反应，属于超敏反应，无剂量依赖性，不可预见。

1. INH、RIP、PZA 及代谢物与直接肝损伤

异烟肼在体内的主要代谢是通过 N- 乙酰转移酶 2（NAT2）将 INH 代谢为乙酰异烟肼（AcINH，约占其代谢产物的 50% ~ 90%），其中一部分的 AcINH 通过酶催化水解进一步转化为乙酰肼（AcHz）。另一种代谢途径是 INH 直接水解产生肼

（Hz），接着 Hz 被 NAT2 催化变为 AcHz。AcHz 在排泄前变为二乙酰氢化物或者进入细胞 CYP2E1（P450 2E1）在肝脏中介导的代谢途径，产生有毒的代谢产物如乙酰偶氮等，接着被谷胱甘肽巯基转移酶（GST）催化去除。目前，普遍认为 INH 及其在体内产生的代谢物 Hz、AcHz、AcINH 与直接肝损伤相关。吡嗪酸（PA）是 PZA 主要代谢产物，具有较强的抗结核活性，但是 PA 和 5- 羟基吡嗪酸（5-OH-PA）可以对体外正常人肝细胞产生不同程度的肝损伤。将 PZA、PA、5-OH-PA 分别给予大鼠口服 28 天，结果与正常大鼠相比，PZA 及其代谢产物降低了大鼠的体重，PA 和 5-OH-PA 给药大鼠的肝脏形态学变化异常，表明 PZA 及其代谢物对肝脏有直接损伤作用，其中 5-OH-PA 给药组的总体损伤程度较高。而研究表明常规剂量 RFP 的代谢产物并不产生肝损伤。

2. 细胞代谢紊乱与肝损伤 近年研究发现，INH、RFP、PZA 可通过直接或间接毒性作用引起肝细胞代谢紊乱，从而发生肝损伤。RFP 可通过干扰胆汁酸和胆红素的代谢来影响胆红素排泄而引起体内结合性高胆红素血症，而 INH 和 RFP 联用可造成血红素的生成途径紊乱，引起肝毒素原卟啉Ⅸ的累积而导诱导肝损伤的发生。对接受 INH、RFP 和 PZA 联用抗结核治疗的患者使用超高效液相色谱 - 质谱（UPLC-MS）对患者的尿液代谢物进行分析，发现患者三羧酸循环、精氨酸和脯氨酸代谢以及嘌呤代谢途径受抗结核药物的影响。

3．线粒体、内质网应激反应与肝损伤

（1）线粒体氧化应激与肝损伤：肝细胞具有丰富的线粒体，近些年来对于线粒体的研究成为肝损伤机制研究的一个热点。给予大鼠高剂量、长时间的 INH 后发现，与正常对照组比较，给药组尿样核磁共振氢谱发现葡萄糖和牛磺酸显著增加，2-酮戊二酸和柠檬酸显著降低，表明 INH 引起的肝损伤与线粒体功能受损、三羧酸循环中能量代谢异常及葡萄糖代谢紊乱有关，另一方面，INH 可降低线粒体蛋白 COX Ⅳ 的表达，从而降低线粒体的质量并诱导线粒体 ROS 产生，降低大鼠肝线粒体的膜电位。

观察给予利福平的小鼠发现，随着利福平的血药浓度增加，电镜下可见线粒体肿胀，提示线粒体可能参与利福平诱导的肝损伤。Elmorsy 等发现 PZA 以浓度依赖方式降低 HepG2 细胞的 ATP 水平。PZA 在 IC_{50} 浓度下持续作用 24 h 能显著降低 40% 线粒体的膜电位水平，同样在此浓度下，能抑制 33% 线粒体复合物 Ⅰ 的活性。Elmorsy 也探究了 PZA 对 HepG2 细胞的毒性，与对照组相比，经 PZA 处理的细胞可以观察到与对照细胞相似的杆状线粒体，但也存在球形线粒体和线粒体空泡。所有这些研究都支持 INH、RFP、PZA 引起的肝脏损伤与线粒体的氧化应激相关。

（2）内质网应激与肝损伤：内质网是蛋白质加工转运的主要场所，主要作用是维持细胞内稳态。在 INH 诱导的肝损伤模型中发现，在第 14 天与对照组比较，模型组 CHOP、Caspase-12（内质网应激蛋白）表达明显增高并达到最大值，第 21 天较第 14 天下降，差异具有统计学意义。表明内质网应激介导的过度凋亡可能是 INH 诱导的肝损伤发生的重要机制，特别是在 DILI 的早期。4-PBA 是内质网应激的抑制剂。郭等对 PZA 作用下的内质网应激标志物 GRP78、IRE-1α、XBP1s、ATF4、ATF6 以及 CHOP 在 HepG2 细胞和大鼠肝脏中的 mRNA 表达进行测定，PCR 结果显示，PZA 处理的 HepG2 细胞中 mRNA 表达显著上调，PERK-eIF2α-ATF4-CHOP 通路中蛋白质 GRP78、p-PERK、p-eIF2α、ATF4 和 CHOP 的表达也上调，提示 PERK-eIF2α-ATF4-CHOP 通路的激活可能是 PZA 诱导细胞凋亡的重要机制之一。在 4-PBA 作用下，PZA 引起内质网应激相关蛋白表达下降，并且 PZA 诱导细胞凋亡的作用减弱，提示 PZA 通过降低 4-PBA 水平抑制 PERK-eIF2α-ATF4-CHOP 途径引起肝损伤。4-PBA 通过抑制 PERK-eIF2α-ATF4-CHOP 途径也可减轻 L02 细胞中 RFP 诱导的损伤，提示 RFP 可能也是通过降低 4-PBA 水平抑制此途径引起肝损伤。

4. 免疫反应与肝损伤　INH、RFP、PZA在人体内可作为半抗原介导免疫反应而造成肝损伤。体外研究发现，INH通过自身氧化与HSA结合，在HSA中再与赖氨酸残基形成异烟酰胺加合物，这种共价复合物引起异质性免疫反应。体外实验表明，INH可以与巨噬细胞结合，刺激白介素-6的产生，从而启动免疫反应。有文献报道，RFP引起的过敏反应大都是由于抗利福平抗体（ARA）介导的免疫反应所致，主要参与的抗体包括IgM、IgG和IgE，可能的机制涉及Ⅰ型、Ⅱ型、Ⅲ型和Ⅳ型超敏反应。并且在接受INH、RFP和PZA联合治疗的结核病肝损伤患者中发现阳性淋巴细胞转化试验（LTTs）呈阳性，提示肝损伤是免疫介导的。张云等在PZA对斑马鱼幼鱼的肝脏毒性及其毒性机制研究中发现，炎症因子肿瘤坏死因子α（TNF-α）和转化生长因子β（TGF-β）显著升高，可见PZA诱导的肝损伤与免疫反应密切相关。总而言之，INH、RFP、PZA可能激活了肝细胞中的特异性免疫信号通路，最后导致免疫反应和组织损伤。

5. PPAR-α与肝损伤　PPAR-α为过氧化物酶体增殖物激活受体α，在肝脏中高表达，PPAR-α基因缺陷会增加肝脏的甘油三醋蓄积。张云等将斑马鱼幼鱼暴露于PZA 72 h后测定基因表达变化，发现PZA可降低肝脏脂肪酸结合蛋白（L-FABP）

及其靶基因过氧化物酶体增殖物激活受体α（PPAR-α）的表达，并通过上调炎性细胞因子引起更严重的氧化应激和肝炎，如 TNF-α 和 TGF-β，表明 PPAR-α 介导肝脏脂肪酸结合蛋白的下调似乎可以引起斑马鱼幼鱼肝细胞凋亡。

6．基因多态性与肝损伤

药物代谢酶、药物转运体、抗氧化反应及免疫反应多种基因的多态性与 INH、RFP、PZA 诱导的 DILI 易感性有关。与其易感性相关的 I 相药物代谢酶主要有细胞色素 P450 2E1（CYP2E1）、CYP3A4、CYP2B6 与丝氨酸酯酶（CES1）；参与 II 相代谢反应的酶主要是谷胱甘肽疏基转移酶（GST）和 N-乙酰转移酶 2（NAT2）等。同样免疫反应在 DILI 发生过程中发挥了重要作用。体内炎症-抗炎反应的失衡方向，决定肝细胞是发生损伤反应还是修复反应，而 TNF-α、IL-4、IL-6 和 IL-10 对炎症-抗炎平衡影响较大。

（四）抗结核药物肝损伤的临床表现

FDC 中可引起肝损伤的主要药物有异烟肼、利福平、吡嗪酰胺、其次是乙胺丁醇，70% ~ 80% 的药物性肝损伤发生在用药后 2 个月内。

1．药物性肝炎　70% ~ 80% 发生在用药后 2 个月内，可表现为乏力、食欲减退、恶心、呕吐、上腹不适、胀痛、肝肿大、压痛、尿色加深，如伴有黄疸可有皮肤、巩膜黄染。肝功能检查异常。

2．急性、亚急性肝衰竭　病情迅速进展，极度乏力，厌食，呕吐，肝脏进行性缩小，黄疸加深，出现腹水、出血倾向，可发生肝性脑病，肝肾功能衰竭，如不及时抢救可引起死亡。

3．肝内胆汁淤积　全身一般情况尚好，主要表现黄疸加深且持续时间长、尿色深、皮肤痒、胆汁酸明显增高。

4．单纯肝功能异常　转氨酶超过正常值，但在上限 2 倍以内，无明显症状。

根据实验室检查和临床表现对 DILI 进行分级如表 5-4 所示。

表 5-4　DILI 的临床分级

分级	临床表现	实验室检查
0 级（无肝损伤）	患者对暴露药物可耐受，无肝毒性反应	无异常
1 级（轻度肝损伤）	多数患者可适应。可有或无乏力、虚弱、恶心、厌食、腹痛、黄疸等症状	血清谷丙转氨酶（ALT）和 / 或碱性磷酸酶（ALP）呈可恢复性升高，总胆红素（TBil）< 2.5 倍正常值上限（2.5 mg/dl 或 42.75 μmol/L），且国际标准化比值（INR）< 1.5
2 级（中度肝损伤）	以上症状可有加重	血清 ALT 和（或）ALP 升高，TBil ≥ 2.5 倍正常值上限，或虽无 TBil 升高但 INR ≥ 1.5
3 级（重度肝损伤）	上述症状进一步加重，需要住院治疗	血清 ALT 和（或）ALP 升高，TBil ≥ 5 倍正常值上限（5 mg/dl 或 85.5 μmol/L），伴或不伴 INR ≥ 1.5

分级	临床表现	实验室检查
4级（肝衰竭）	重度黄疸、极度乏力、食欲减退、腹胀等症状	血清 ALT 和（或）ALP 升高，TBil ≥ 10 倍正常值上限（10 mg/dl 或 171 μmol/L）或每日上升≥ 1.0 mg/dl（17.1 μmol/L），INR ≥ 2.0 或凝血酶原活动度 < 40%
5级（致命）	因药物性肝损伤死亡，或需接受肝移植才能存活	

（五）临床处理原则

抗结核 DILI 发生时间与其他 DILI 发病规律相一致，大部分在初次用药后的 5 天至 2 个月内发生。临床表现各异且无特异性，大部分患者可有乏力、食欲减退、恶心等症状，血生化检查轻者表现为一过性转氨酶升高，重者可致暴发性肝衰竭，甚至危及生命。

1. 1 级（轻度肝损伤） 单纯转氨酶异常或轻度肝损伤，无明显症状及黄疸者，可在密切观察下保肝治疗观察，并酌情停用肝损伤发生频率高的抗结核药物。如肝功能异常加重或出现明显症状应停用 FDC，换用不含肝损害或损害小的散装抗结核药品。

2. 2 级（中度肝损伤） 应停用有关抗结核药，加强保肝治疗和密切观察，换用不含肝损伤或损伤小的散装抗结核药品。

3．3级（重度肝损伤） 应立即停用所有与肝损伤相关的抗结核药物，监测凝血功能，积极保肝治疗，严重肝损伤患者应采取综合治疗措施，一旦进展至肝功能衰竭，需积极采取抢救措施。

（六）保肝护肝药物的合理使用

1．甘草酸类抗炎护肝药 具有类似糖皮质激素的非特异性抗炎作用而无免疫抑制功能的不良反应，具有保护肝细胞，改善肝功能的作用。用于药物性肝病。

2．抗氧化类药物 抗脂质过氧化，抗纤维化，清除自由基，维持细胞膜稳定，促进肝细胞再生。可快速降低 ALT 和 AST，尤其是 ALT。

3．缓解胆汁淤积的药物 可保护受损的胆管细胞，刺激胆汁分泌，激活疏水胆汁酸的解毒作用，抑制肝细胞凋亡。用于胆汁淤积治疗。

4．保肝解毒药 保护肝脏线粒体结构，促进肝细胞再生，清除自由基。用于药物性肝病。

5．肝细胞膜修复保护剂 促进再生肝细胞，并将中性脂肪和胆固醇转化成容易代谢的形式，降低脂肪浸润，协调磷脂和细胞膜的功能。用于脂肪肝和酒精肝。

（七）抗结核药物肝损伤的预防

1．早期识别发生肝损伤的高危人群 高龄、女性、酗酒、用药前已有肝功能异常、合并其他病毒性肝炎、人类免疫缺陷性病毒（HIV）感染、营养不良及一些遗传学因素如代谢酶基因多态性等结核患者，进行抗结核病治疗发生 DILI 的风险更高。

2．做好治疗前病情评估和检查　结核病患者治疗前需要详细询问既往用药史、患者的病情，进行肝脏生化指标、肝炎病毒血清标志物检查，必要时进行肝脏影像学检查，评价全身状况、相关危险因素和肝损伤程度等。

3．对高危因素的患者谨慎选用抗结核药物　尽量少用或慎用肝损伤发生频率较高的抗结核药物，避免饮酒。对有肝脏基础疾病的患者，避免选择可致肝损伤的多个药物联合应用，降低重度肝损伤的发生风险。对高危因素的患者给予预防性保肝治疗。

4．严密监测肝脏生化学指标的变化　治疗期间严密观察患者症状、定期复查肝功能，可以采用计算机辅助药物性肝损伤预测系统，及时发现和避免发生严重肝功能损害。

5．避免同时并用其他损害肝脏的药物　合并HIV 感染患者若无法耐受标准抗结核治疗方案，需要适当调整治疗方案，做到合理治疗。

6．对合并慢性乙型病毒性肝炎的患者　如具有抗病毒治疗指征，则应尽快采用抗病毒治疗，同时或稍后进行抗结核治疗；对合并丙型病毒性肝炎的患者，可根据其肝功能状况、HCV 病毒载量和结核病病情，决定抗病毒和抗结核治疗的时序。

7．推荐根据 N-乙酰转移酶 2 的基因多态性，指导 INH 的不同使用剂量。慢代谢者减少剂量，中间代谢者和正常代谢者用常规剂量。

（八）抗结核治疗期间肝功能的监测

1．加强肝功能监测和建立肝损伤预警机制

这是预防重度、危重度肝损伤最有效的措施。肝功能监测和肝损伤预警包括症状、体征监测和肝功能指标检测两方面。肝损伤早期主要表现为恶心、呕吐、厌油，后期可出现肝区胀痛、皮肤及巩膜黄染等。患者出现以上症状时首先应除外抗结核药品引起的肝损伤外，需及时给予肝功能检查并进行登记评估。

2．加强肝功能检测和抗结核规范化治疗结合

所有患者接受抗结核治疗期间应定期进行肝功能检查，抗结核治疗强化期应每 2 周检测 1 次，继续期每月检测 1 次，出现肝损伤临床症状患者随时检测。患者在抗结核治疗前肝功能各项指标正常者接受标准抗结核治疗方案治疗；如果一项或几项肝功能指标异常，应结合患者病情、机体状况，选择肝损伤不良反应发生率低的抗结核药品组成个体化的治疗方案进行治疗。老年人、肝损伤的高危人群，DILI 发生率高，应制定个体化的抗结核治疗方案。开展 INH、RFP、PZA 的代谢产物监测，作为临床用药剂量调整的参考，降低 DILI 的发生。

3．科学使用保肝护肝药物治疗　依据肝损伤

不同级别选择不同类型药物保肝治疗。抗结核药所致肝损伤的治疗方法主要包括抗结核药毒性削减治疗、降酶治疗以及免疫调节治疗等措施。毒性削减治疗主要是利用保肝药物提高患者肝功能；降酶治疗即利用药物，降低患者血清转氨酶；免疫调节治疗主要是利用中医、中药或其他免疫调节剂，对患者细胞免疫、体液免疫进行调节消除药物所致的肝损伤。这些治疗措施，对轻、重度肝损伤效果较好。开展药物性肝损伤多学科研究，探索肝损伤治疗新疗法，提升保肝治疗效果。从线粒体、内质网及氧化应激方向出发，可以为开发新型保肝治疗药物提供理论依据。

4．加强培训，提高抗结核药品不良反应的处置能力　降低肝损伤最有效的手段是预防肝损伤发生。所有结核病临床医生均应接受抗结核药品不良反应观察与处置培训，掌握抗结核药品常见不良反应诊断及处理知识。抗结核治疗前需要详尽了解患者既往病史、合并用药状况、治疗前肝功能化验结果，抗结核治疗方案的制定应结合患者的结核病病情，避免选用有禁忌证或与原有药物不良反应有叠加或可能加重原有疾病的药物。

5．重视患者的用药关怀　用药前向患者及其家属详细讲解抗结核药物治疗过程中可能出现的不良反应的临床表现，一旦出现疑似不良反应，应及时就诊。治疗过程中定期对患者进行访视和电话回访，及时发现服药过程中患者机体出现的各种症状是否因抗结核药品不良反应引起，指导患者进一步处置方法。

二、胃肠道反应

抗结核药品 FDC 中利福平、异烟肼、吡嗪酰胺、乙胺丁醇均可引起胃肠道反应。

1．临床表现　排除因肝损伤所致的恶心、呕吐，胸口烧灼感，腹胀、腹痛和腹泻；一般症状较轻，个别患者可引起胃炎、胃溃疡及出血。

2．临床处理　轻微症状者可观察，加重时可先改变用药方案，根据患者症状、体重，在不影响疗效情况下适当减少可疑药品剂量，给予甲氧氯普胺（胃复安）、抗酸药品等辅助治疗。当反应严重，发生胃炎、胃溃疡或出血时，停用可疑药品；严重呕吐、腹泻时，注意电解质监测，住院治疗。

三、神经系统损害

抗结核药品 FDC 中乙胺丁醇可引起视神经损害；异烟肼引起外周神经损害。

（一）乙胺丁醇可引起视神经损害

1．临床表现

（1）早期表现：眼部不适、异物感、疲劳、畏光、流泪等，视力下降不明显。

（2）轴型视神经炎中央纤维受损，表现为视力下降、中心暗点、绿色视觉丧失，有时红色也受影响。

（3）轴旁型视神经炎：周围纤维受损，表现为视野缺损。

（4）网膜炎：表现为视力下降、黄斑病变、视网膜下出血。

2．临床处理　早期发现及时停药，可用大剂量维生素 B 类、烟酸、复方丹参制剂、硫酸锌等辅助治疗。

（二）异烟肼引起外周神经炎

1．临床表现　肢体末端感觉异常、麻木，继而出现刺痛、烧灼感，常为双侧对称。

2．临床处理　应用维生素 B_6（100～200 mg/d）和多种维生素及对症（非甾体抗炎药或对乙酰氨基酚）治疗。

四、变态反应

抗结核 FDC 中各种抗结核药品均可引起变态反应。其中引起Ⅰ型、Ⅱ型和Ⅲ型反应的主要药品为利福平，各种抗结核药均可引起Ⅳ型反应。

1．临床表现

（1）Ⅰ型反应（速发型）：表现为过敏性休克、哮喘、血管性水肿、皮疹、腹泻等。主要药品为利福平。

（2）Ⅱ型反应（细胞毒型）：表现在血液方面改变，血小板减少，白细胞减少，贫血等。主要药品为利福平。

（3）Ⅲ型反应（免疫复合物型）：表现为血清病样反应，发热、关节痛、荨麻疹、淋巴结肿大、嗜酸细胞增多等。主要药品为利福平。

（4）Ⅳ型反应（迟发型）：表现为皮肤痒、丘疹等。各种抗结核药均可引起。

2．临床处理

（1）轻反应者，对症、抗过敏治疗，避免食用过敏食物。如不见好转，停止可疑药品，注意观察病情变化。一般在停止致敏抗结核药后症状逐渐消失。

（2）严重反应者，包括高热、过敏性休克、疱性皮炎、血小板严重减少等，应立即停止抗结核药品。应用肾上腺素、糖皮质激素、补液等住院抢救。

（3）重新开始化疗时，应从产生该不良反应可能性小的药品开始，在密切观察下逐一增加。怀疑利福平引起的变态反应恢复后，再试用利福平时应特别慎重，避免严重不良反应的发生。

五、血液系统损害

抗结核药品 FDC 中可引起血液系统损害药物主

要是利福平、异烟肼。

1．临床表现　粒细胞减少，贫血，血小板减少，出、凝血时间和凝血酶原时间延长。

2．临床处理　首先停药观察，根据具体情况予以治疗，必要时予以短期糖皮质激素、鲨肝醇、利血生、铁剂、维生素 B_{12}、叶酸、维生素 C 等辅助治疗。

六、尿酸增高、关节疼痛

抗结核药品 FDC 中可引起尿酸增高、关节疼痛的主要药物为吡嗪酰胺。

1．临床表现　吡嗪酰胺影响尿酸排泄造成高尿酸血症，可出现痛风样关节痛和（或）功能障碍。

2．临床处理　吡嗪酰胺出现高尿酸血症时，首先调整饮食，不食用引起尿酸增高的食物，用别嘌呤醇、苯溴马隆对症处理，如仍高并出现关节痛时需停药。

抗结核药物常见不良反应及处理见表 5-5。

表 5-5　抗结核药物常见不良反应及处理

不良反应	可疑药物	处理
胃肠反应	利福平、异烟肼、吡嗪酰胺	服药前少量进食，对症治疗

续表

不良反应	可疑药物	处理
肝损伤	利福平、异烟肼、吡嗪酰胺	（1）轻微肝异常：单项 ALT ＜ 80 U/L，可暂不停药，密切监测肝功能。 （2）如 ALT 继续升高 ≥ 80 U/L，胆红素也同时升高＞正常值上限 2 倍，停用引起肝损伤的抗结核药品，换用散装抗结核药品治疗
血液系统损害	利福平、异烟肼	血红细胞 ＞ 3.0×10^{12}/L，白细胞 ＞ 3.0×10^{9}/L、血小板正常，继续原方案治疗，密切观察血常规的变化。血红细胞 ＜ 3.0×10^{12}/L，白细胞 ＜ 3.0×10^{9}/L、血小板较前明显降低，立即停用此类药品
神经系统损害	异烟肼、乙胺丁醇	立即停药，给予维生素 B_6 等治疗
变态反应	异烟肼、利福平、乙胺丁醇	立即停药，对症治疗

第三节　药品不良反应监测与报告

　　药品不良反应报告和监测是指药品不良反应的发现、报告、评价和控制的过程。其目的主要是为了尽早发现各种类型的不良反应，研究药物不良反应的因果关系和诱发因素，使药品监督管理部门及时了解有关不良反应的情况，并采取必要的预防措施，以保障用药安全。

一、药品不良反应分类

药品不良反应分类方法很多，临床常用轻度、中度、重度的分类方法。

轻度：指轻微的反应，症状不发展，一般无需治疗。

中度：指 ADR 症状明显，重要器官或系统有中度损害。

重度：指重要器官或系统功能有严重损害，缩短或危及生命。

二、药品不良反应判定思路

抗结核治疗过程中患者出现的临床表现或功能异常，可能与抗结核药品有关，也可能无关。可通过以下步骤分析出现的异常是否为抗结核药品不良反应：不良反应与用药有无合理的时间关系；反应是否符合该药已知的不良反应类型；停药或减量后，反应是否减轻或消失，如再次用可疑药是否出现同样不良反应；反应是否可用合并用药、结核病进展及其他影响来解释；寻求全面体格检查及实验室相关检查依据。

抗结核治疗过程中异常反应，与抗结核药品不良反应关联存在以下几种可能。

（1）肯定：用药与异常反应发生时间顺序合理；

停药以后反应停止，或迅速减轻或好转（根据机体免疫状态某些药品不良反应可出现在停药数天以后）；再次使用，反应再现，并可能明显加重（即激发试验阳性）；同时有文献资料佐证；并已排除原患疾病等其他混杂因素影响。

（2）很可能：无重复用药史，余同"肯定"，或虽然有合并用药，但基本可排除合并用药导致反应发生的可能性。

（3）可能：用药与异常反应发生时间关系密切，同时有文献资料佐证；但引发药品不良反应的药品不止一种，或原患疾病病情进展因素不能除外。

（4）可能无关：异常反应与用药时间相关性不密切，反应表现与已知该药不良反应不相吻合，原患疾病发展同样可能有类似的临床表现。

（5）待评价：临床资料不全，或因果关系难以定论，缺乏文献资料佐证。

三、药品不良反应报告

（一）报告单位

按照《药品不良反应报告和监测管理办法》（中华人民共和国卫生部令 81 号）要求，药品生产企业、药品经营企业、医疗卫生机构应按规定报告所发现的药品不良反应。国家鼓励公民、法人和其他组织报告药品不良反应。

（二）报告时限

医疗卫生机构必须指定专（兼）职人员负责本单位使用药品的不良反应报告和监测工作，发现可能与用药有关的不良反应应详细记录、调查、分析、评价、处理，并填写《药品不良反应／事件报告表》。《药品不良反应／事件报告表》的填报内容应真实、完整、准确。药品不良反应实行逐级、定期报告制度，必要时可以越级报告。

1．一般不良反应，每季度集中向所在地的省、自治区、直辖市药品不良反应监测机构报告。

2．新的或严重的药品不良反应，应当在发现之日起 15 日内报告。

3．死亡病例，须及时报告。

4．群体不良反应，应立即向所在地的省、自治区、直辖市（食品）药品监督管理部门、卫生行政部门以及药品不良反应监测机构报告。

（三）报告范围

（1）新药监测期内的药品应报告该药品发生的所有不良反应。

（2）新药监测期已满的药品，报告该药品引起的新的和严重的不良反应。

（3）进口药品自首次获准进口之日起 5 年内，报告该进口药品发生的所有不良反应。满 5 年的，报告该进口药品发生的新的和严重的不良反应。此外，对进口药品发生的不良反应还应进行年度汇总报告，进口药品自首次获准进口之日起5年内，每年汇总报告一次；满5年的，每5年汇总报告一次。

第四节　抗结核药品不良反应的预防

一、服药前患者正确评估

（1）医生应详细阅读各药品说明书中要求，依据所用药品对脏器潜在不良反应发生频度，掌握抗结核药物各自的不良反应高危对象。

（2）抗结核治疗前需要详尽了解患者既往病史、合并用药状况、基线化验结果，化疗方案的制定应结合患者的结核病病情，避免选用有禁忌证或与原有药物不良反应有叠加或可能加重原有疾病的药物，如肝硬化失代偿期的患者不宜选用肝损伤风险较高的吡嗪酰胺、利福平。原有抑郁症、精神分裂症或癫痫患者禁用异烟肼。避免与其他增加不良反应药物联用。

二、患者的健康教育

医生应详细向患者介绍所用抗结核药物可能发生的不良反应及表现，并通过交谈方式解除顾虑以及如何将不良反应及时告诉医务人员等待处理。

三、治疗过程中的不良反应监测

鉴于抗结核药物出现肝、肾功能及血液系统损害的概率较高，除在抗结核治疗之前进行基线检测外，治疗后一旦出现相关症状，应及时复查；对于无症状者进行主动检测，每月至少复查一次肝、肾功能及血常规。

第六章　肺结核患者治疗管理

肺结核患者治疗成功的关键在于合理的化疗方案以及有效的治疗管理。有效的治疗管理可以提高治疗依从性，保证患者完成全疗程治疗，进而提高治愈率，减少对周围人群的感染，减少耐药结核患者的产生，最终实现控制结核病的目标。

第一节　治疗管理内容及方式

一、肺结核患者治疗管理的意义

（一）加快痰菌阴转速度，减少结核分枝杆菌的传播

传染性肺结核患者接受抗结核药物治疗后，肺部病灶中的结核分枝杆菌被杀灭，传染性减小以至消失。有效治疗后患者症状减轻，咳嗽减少，病人排菌减少。即使患者咳出的飞沫内也含有一定浓度的药物，当飞沫水分蒸发后形成微滴核时，药物相对浓缩，结核分枝杆菌在微滴核内活力减弱或消失，其传染性也随之降低或消失。

（二）提高规则治疗率，减少耐药的发生

耐药产生的临床因素也是诱导细菌发生染色体

突变、产生耐药的主要因素。到目前为止，普遍认为结核患者治疗不充分可造成耐药结核分枝杆菌菌株选择性生长而成为优势菌株，最终导致耐药结核病的发生。我国结核病耐药性基线调查报告指出，治疗管理不规范和患者对治疗的依从性不良是我国耐药结核病产生的主要原因。

（三）密切观察和及时处理不良反应，保证完成全疗程治疗

抗结核药品的应用存在不同程度的不良反应，在患者治疗过程中，密切观察不良反应，及时有效地处理，是保证患者治疗依从性的有效措施。督导患者服药的管理人员要掌握抗结核药品的常见不良反应表现及处理原则，同时也要对患者进行常见的不良反应的健康教育，嘱咐患者发现后及时与医生沟通。

（四）减少并发症及后遗症，提高生活质量

肺结核患者诊断后及早进行有效治疗和管理，是减少因结核病引发并发症及后遗症的最有效的手段。如果肺结核患者确诊后不能及时有效治疗和管理，则增加了耐药、出现并发症及后遗症的风险。这些并发症及后遗症导致肺部受到极大的损害，这种损害很有可能是不可逆的。如肺纤维化、肺空洞、肺不张、支气管扩张和肺心病等，导致患者肺功能丧失，给患者造成极大的痛苦和伤害，极大影响患者预后生活质量。

二、肺结核患者治疗管理的主要内容

（一）督促患者按时服用抗结核药品

对于由医务人员督导服药的患者，医务人员至少每月记录 1 次对患者的随访评估结果；对于由家庭成员、患者治疗信息管理系统、电子药盒、手机应用程序（APP）或微视频等智能辅助工具及志愿者等督导的患者，基层医疗卫生机构要在患者的强化期每 10 天随访 1 次，继续期每 1 个月随访 1 次。每次访视患者时均需填写"肺结核患者随访服务记录表"，记录每次定点医疗机构门诊医生预约随访复诊信息，便于督促患者及时复诊。

（二）观察患者用药后有无不良反应

在开展抗结核治疗前，要全面了解患者的药物过敏史、肝肾疾病史，对有肝肾功能障碍的患者要根据肝肾功能情况选择抗结核药物种类及剂量。向患者详细说明服用抗结核药物可能出现的不良反应及其处理方法。治疗期间要定期对肝肾功能和血常规进行监测，对高危患者增加监测频次。对治疗过程中出现的不良反应，应积极处理，并详细记录在病历中。

（三）督促患者定期复诊

肺结核患者需要按时到结核病定点医疗机构进行复查、取药。对未按时复查和取药的患者，定点医疗机构医生首先要对患者进行电话追访。若 3 日内仍未到位，则通知患者所居住的县（区）级疾病预防控制机构协助追踪。

当患者复查时，定点医疗机构医生要询问患者的服药情况，核实患者剩余药量，有无漏药或错服情况，评估患者服药依从性；询问患者是否存在药物不良反应，并根据情况采取相应的处理；评估患者心理及社会支持等方面的情况；完成定期的临床评估和实验室检查，并将相关信息填写在门诊病案记录中。同时根据漏服药次数，调整患者的治疗管理方式：为保证患者规律服药率达到 90% 及以上，若患者 1 个月内漏服药 3 次以上，要对患者进行加强管理，即根据患者漏服药具体情况制定有针对性的加强督导服药管理方案并通知基层管理医生严格落实。

（四）对患者及其家属进行结核病防治知识的健康教育

医生在治疗前要与患者进行有效沟通，对所有患者和（或）其家属进行有针对性的健康教育。讲解结核病及抗结核药品使用及贮存方法，服药过程中可能出现的不良反应和应对措施，介绍正确的留痰方法，讲解并示范正确佩戴口罩的方法等。帮助患者根据治疗方案，制定合理的服药计划，告知患者坚持服药的重要性，鼓励患者按时规律服药，与患者商讨确定随访复诊的时间和计划安排。

三、肺结核患者治疗管理的方式

肺结核患者治疗管理方式可根据负责治疗管理的人员区分为医务人员管理、家庭成员管理、志愿者管理和智能工具辅助管理等方式。各地可因地制宜选择合适的管理方式，积极有效地落实患者的治疗管理工作，确保患者能规律治疗。

（一）医务人员管理

由医务人员对患者进行直接面视下督导服药的管理方式。负责督导服药的医务人员以基层医疗卫生机构的医务人员为主，结核病定点医疗机构或疾病预防控制机构的相关医务人员也可实施督导服药。

（二）家庭成员管理

由肺结核患者的配偶、父母、子女及与患者一起生活的其他家庭成员，对患者进行督导服药的管理方式。实施督导服药的家庭成员应具备的条件包括：年龄在 15 岁以上、小学及以上文化程度，且经过医生培训后能够督促患者服药、复诊和填写相关记录。

（三）志愿者管理

由志愿者（如教师、学生、已治愈的结核病患者及其他人员）对患者进行督导服药的管理方式。志愿者具备的条件包括：年龄在 18 岁以上、初中及以上文化程度，且经过医生培训后能够督促患者服药、复诊和填写相关记录。

（四）智能工具辅助管理

借助电子药盒、手机等智能工具，对患者进行督导服药的管理方式。智能工具至少要具备定时提醒服药和记录服药行为的功能。

1. 电子药盒辅助患者服药管理　电子药盒由盒体和电子模块组成，同时具备储存药品、提醒服药、记录服药和数据管理的功能。一般通过声音、灯光和显示屏提供服药提醒、复诊提醒等功能，并通过记录患者开关盒的信息间接判断患者服药情况。这一管理工具虽然不能提供直接的服药信息，但有证据表明通过电子药盒辅助患者服药管理可以显著提高患者依从性，且这一技术的应用相对简便、价格适中，因此成为目前我国结核病患者辅助服药管理的主要工具之一。根据药盒和电子模块是否可以拆分，可分为一体式电子药盒和分体式电子药盒；根据能否实时上传患者服药信息可分为离线式电子药盒和实时在线式电子药盒。这一新工具适用于所有活动性结核病患者，但对于听力障碍、视力障碍、智力障碍和精神障碍者，需有家庭成员或志愿者协助其使用，对于未成年人应由监护人或志愿者协助其使用。

2. 互联网＋手机视频督导　使用步骤一般为：第一步，录制视频。患者每次服药用手机录制视频，视频从将药品放在手中开始录制，到将药喝水咽下结束，全程 10 s 左右。视频内容包括服用药品数量、种类和服药全过程。第二步，上传信息。患者通过手机 APP 或微信公众号，将服药视频上传到网络系统，结核病防治机构医务人员及患者督导医生通过网络系统查看并审核患者服药视频，检查患者是否按时服药。第三步，服药提醒。患者自己在系统设定服药时间，超过服药时间 3 h 患者仍未上传服药视频时，系统将对患者微信推送服药提醒信息，同时将患者未上传服药信息推送给督导医生，便于医生及时对患者电话追踪和督促服药。

3. 结核病信息化管理平台　为了加强肺结核患者的信息化管理，部分省已经使用"互联网结核病信息化管理平台"。该平台根据用户需求，实现市（县）定点医院专科医生、基层医疗机构督导员（乡镇级、村级）、结核病患者（确诊、疑似）之间的实时互动交流，覆盖肺结核可疑症状者筛查、推介；患者追踪、转诊、督导、随访、复诊等全过程，实现患者 - 微信账户 - 电子药盒 - 管理医生的全流程的关怀，实现医生和督导员对患者的个性化和精细化的医疗服务，提高肺结核患者的服药依从性。通过使用该平台，能获得区域性患者服药率、漏服率、复诊率、随访率自动统计和实时数据 GIS 可视化。

第二节　随访检查

结核病治疗随访检查可以评价结核病治疗疗效并监测不良反应。抗结核治疗疗效评估，采用结核分枝杆菌涂片显微镜检查或结核分枝杆菌分离培养检查以及胸部影像学检查。

一、抗结核治疗随访检查

（一）痰涂片或痰培养

利福平敏感患者在治疗至第 2 个月、5 个月末和疗程末各检测 1 次，对于第 2 个月末涂片阳性的患者需在第 3 个月末增加一次痰涂片或痰培养检查。利福平耐药性未知的患者，在每个月末均要检查 1 次。

（二）胸部影像学检查

在治疗 2 个月末和疗程结束时各检查 1 次胸片。胸部影像学检查包括胸部平片、胸部 CT 等，可以帮助判断结核病病灶是否进展，抗结核治疗方案是否有效。

二、抗结核治疗不良反应监测

药物治疗是结核病防控的重要手段，抗结核化学治疗需要多种药物组合，治疗周期长，抗结核药物所引起的不良反应发生率高。抗结核药物性不良反应是导致治疗失败、结核病复发及耐药性发生的主要原因，并给患者带来额外的经济负担。抗结核药品不良反应极大多数为轻至中度反应，治疗前患者脏器功能评估、治疗过程中定期复查，早期发现、及时处理轻至中度不良反应，尽可能降低严重不良反应发生，是结核病获得治愈的保证。

1．血尿常规、肝肾功能检查　每个月检查 1 次，出现有相关症状时随时检查。

2．血糖　糖尿病患者每月复查 1 次或根据临床需要调整；非糖尿病患者在疗程结束时检查 1 次。

3．心电图及视力视野　在治疗过程中出现有相关症状时随时检查。

4．耐药检测　患者在治疗期间任何时间出现病原学阳性，都要开展耐药检测。

结核病患者抗结核治疗随访检查项目和时间见表 6-1。

表 6-1　结核病患者抗结核治疗随访检查项目和时间

项目	治疗时间（月）					
	1	2	3	4	5	6
痰涂片	−	+	−	−	+	+
痰培养	−	+	−	−	+	+
影像学检查	−	+	−	−	−	+

续表

项目	治疗时间（月）					
	1	2	3	4	5	6
肝功能	+	+	+	+	+	+
肾功能	+	+	+	+	+	+
血尿常规	+	+	+	+	+	+
血糖 *	–	–	–	–	–	+
心电图	有相关症状时随时检查					
视力视野	有相关症状时随时检查					
耐药检测	治疗期间任何时间出现病原学阳性，都要开展耐药检测					

﹡糖尿病患者血糖检查次数酌情增加；+，需检查项目；–，无需检查项目。

第三节　治疗转归与效果评价

肺结核患者治疗管理的效果评价，主要是对患者治疗的过程及最终的治疗结果（即治疗转归）进行评价考核。

一、疗效观察

抗结核治疗的效果包括近期效果或近期疗效，治疗的远期效果或远期疗效。在结核病临床和防治工作中，多偏重考虑近期疗效，在科研工作中则近期疗效和远期疗效都要并重。

（一）症状是否改善

多数肺结核患者抗结核治疗后 2 周内体温逐渐恢复正常，咳嗽、咳痰等症状逐渐缓解。如经常规的抗结核治疗，患者症状不缓解或加重，应鉴别除外是否合并有其他肺部疾患。

（二）实验室指标改善

病原学阳性肺结核经抗结核治疗，2 个月末痰结核分枝杆菌应阴转。

（三）X 线胸片

抗结核治疗强化期末及治疗结束，结核病灶应部分或完全吸收。抗结核药物中链霉素、利福平、氟喹诺酮类抗生素具有抗结核感染和抗其他细菌感染的双重作用，如果抗结核方案中包含有这些药物，抗结核治疗 1 个月内病灶完全吸收，则应鉴别除外肺结核。

二、抗结核治疗转归

当患者停止治疗，要进行治疗转归评价。以痰涂片或痰培养检查作为肺结核患者治疗转归判定的主要依据。

1. 治愈　病原学阳性患者完成规定的疗程，在治疗最后 1 个月末，以及上一次的涂片或培养结果为阴性。

2. 完成治疗　病原学阴性患者完成规定的疗

程，疗程末痰涂片或培养结果阴性或未痰检。病原学阳性患者完成规定的疗程，疗程结束时无痰检结果，但在最近一次痰涂片或培养结果为阴性。

成功治疗包括治愈和完成治疗。

3．治疗失败 痰涂片或培养在治疗的第5个月末或疗程结束时的结果为阳性。

4．死亡 在开始治疗之前或在治疗过程中由于任何原因死亡。

5．失访 没有开始治疗或治疗中断连续2个月或以上。

6．其他 除去以上5类之外的转归。

对于因"不良反应"而停止抗结核治疗的患者，其治疗转归要归为失访；对于因"诊断变更或转入利福平耐药治疗"而停止治疗的患者，则不进行治疗转归分析，要从转归队列中剔除，其中"转入利福平耐药治疗"的患者，要分析其耐药治疗转归。

三、抗结核治疗失败的原因及对策

抗结核治疗疗程结束时痰菌不能阴转或在疗程中转阳，说明治疗失败。结核病患者只要及时发现而得到规范治疗，一般均可治愈。然而在实际工作中，治疗的疗效却远远低于预期的结果，失败率很高。分析其原因是多方面的，但其主要原因如下。

1．使用不规范的治疗方案、不坚持规律用药或中断治疗　这是治疗失败最普遍而又最重要的原因。治疗成功的关键是使用正确治疗方案，规律用药，完成足够的疗程。不规律用药和中断治疗的原因主要是：①患者结核病防治知识缺乏，不理解规律用药和完成全疗程对治疗结核病的重要性。忘记服药或误认为症状消失就当作疾病痊愈，而过早放弃治疗，或开始不规律服药。药物的不良反应发生后没有及时妥善处理而自行停药。②药品供应中断或不足。③患者迁居失去联系或更换医生，缺乏连续的用药指导和监督。④因患者经济困难和其他原因而引起的就诊不便，或其他社会因素等造成中断治疗或不规律治疗。

为解决以上问题，需要对已确诊患者在开始治疗前进行一次系统认真的卫生知识宣传，做到三交底，即交病情底，交治疗计划底，交规律治疗可以在预定时间内彻底治愈和不规律治疗所造成的后果底。使患者对自己的病情和治疗有一个正确的认识和理解，自觉配合与坚持规律治疗。另外，按照治疗方案的原则，加以全面管理，在采取规范治疗的同时，推行全面督导、强化期督导或全程管理办法，以确保患者坚持规律用药和完成疗程。

2．药物不良反应处理不当　医生应熟悉各种药物不良反应及发生机制，尽可能降低发生率。告知患者服用抗结核药品过程中可能出现的不良反应，要及时发现并规范处理不良反应，否则患者将不能坚持用药或被迫停药。

3．患者发现过迟或合并症并发症多　患者发现过晚，病变严重，菌量多，体质差，尤其细胞免疫功能低下者，影响治疗效果。咯血后导致病变播散、进展。合并糖尿病或矽肺者也给治疗增加许多难度，对此类患者在给以规范的抗结核治疗外，还应重视合并疾病的治疗。

4．耐药菌的存在　结核分枝杆菌耐药的产生是导致治疗失败的重要原因之一。2007—2008 年全国结核病耐药性基线调查结果表明，我国耐药性结核病流行是严重的，耐药率高达 37.79%，其中初始耐药率为 35.16%，继发耐药率 55.17%。耐多药率和广泛耐药率分别为 8.32% 和 0.68%。耐药性的产生必然影响药物的作用，为争取最好的疗效，就尽可能延缓或防止耐药性的产生。防止耐药性产生的主要措施是：联合用药、足量用药，以免耐药菌的产生。为此，FDC 具有联合用药、各药品剂量配比合理，具有预防耐药产生的特点。对于病原学阳性患者，治疗前尽可能进行抗结核药物敏感试验检查，耐药患者接受耐药结核治疗方案治疗。

第七章　健康教育与培训

　　结核病健康教育的目标人群不仅包括结核病患者，而且要面对社会公众。通过不同形式的健康教育和健康促进活动，促使他们获得结核病防治的基本知识，了解国家结核病防治的政策，认识结核病对人群的危害、促进患者获得治愈。

第一节　健康教育的目的和意义

一、健康教育的目的

　　健康教育是以传播、教育、干预为手段，以帮助个体和群体改变不健康行为和建立健康行为为目标，以促进健康为目的所进行的系列活动及其过程。其活动包括向受众传播健康信息，对目标人群进行健康观、价值观的认知教育以及保健技能的培训，针对特定行为进行干预等，通过这些系列工作可以有效地帮助目标人群掌握健康知识，树立正确的健康价值观，改变不健康行为和采纳健康行为，避免危险因素，预防疾病，主动追求健康，提高健康水平。健康教育的功能在于通过行为干预的方法帮助人们建立健康的生活方式，以达到预防和减少慢性非传染性疾病及传染性疾病的目的，又能有效地降低医疗费用的支出。

结核病是慢性呼吸道传染病，其发生往往与人群不健康的生活、行为习惯，缺乏卫生健康保障的工作生活环境、以及忽视结核病的早期主动发现等因素有关，因此结核病的健康知识普及、健康行为习惯的养成、可疑症状的警觉意识、结核病患者的诊疗指导等，都是结核病健康教育工作的重要内容。结核病也是公共卫生领域的重大传染病，其预防控制需要政府统一领导、全社会力量动员和公众人人参与的良好有效的健康促进氛围。

二、健康教育的意义

（一）促进政府出台支持性政策

政府加强对结核病防治工作的领导是有效控制结核病的重要保证。只有政府重视结核病防治工作并加强对结核病防治工作的领导，才能促进出台有利于结核病防治工作的政策和措施。

1．促进政府领导关注和参与结核病防治工作。

2．促进政府和相关部门出台支持性政策，具体内容包括提供人力、物力和财力资源。

3．促进国家结核病防治规划的执行机构之间的协调合作。

（二）动员相关部门，有效整合资源

通过开展健康促进工作，发动各部门和全社会参与结核病防治工作，整合并有效利用资源，提高结核病防治成效。

1．协调社会各界共同参与结核病防治工作。

2．促使各相关部门承担结核病防治工作相关职责。

（三）增强公众预防意识，提高防治知识水平

通过广泛深入地开展健康教育活动提高公众对肺结核的关注度，也能够有效提高公众对于肺结核防治方面核心信息的知晓率。这样，就能帮助有肺结核可疑症状的人提高预防肺结核的意识，主动到医疗机构就诊，有助于提高结核病患者的发现水平。

1．传播肺结核防治科学知识和国家诊治结核病的优惠政策等核心信息。

2．鼓励有肺结核可疑症状的人主动到结核病防治专业机构检查。

3．针对肺结核传染性的不正确认识开展宣传教育，传播正确信息，消除恐慌心理。

4．针对肺结核患者的治疗开展健康教育，提升患者的就医依从性，坚持正规治疗和全程治疗，提高治愈率。

（四）减少和消除歧视

肺结核患者往往受到来自家庭、社区、工作

单位、社会等多方面的歧视，歧视的存在会对患者造成相当大的心理压力和精神困扰，对患者的治疗和康复产生不利影响，同时也有碍结核病防治工作的顺利开展。

第二节　结核病患者的健康教育

针对患者的健康教育目的是鼓励患者树立战胜疾病的坚强信心和完成治疗的依从性。针对不同患者的心理和行为问题，给予相应的健康教育和咨询干预，是有效提高患者服药依从性和社会责任感的有效手段。对患者宣教的内容应包含指导患者规律服药、定期复查、不良反应应对、营养指导、心理支持、居家隔离指导以及避免可能传染他人的行为。

一、健康教育方式

（一）门诊患者健康教育

1．专业机构可通过设立健康小屋、宣传栏、电子屏等方式在门诊发布结核病防治健康教育信息。

2．定期开展门诊咨询、病友座谈会，针对患者就诊及康复中遇到的问题给予解答。

（二）住院患者健康教育

通过医护人员及志愿者向住院患者传达治疗期

间以及出院后的治疗注意事项、结核病防治相关政策，有助于患者在住院期间配合治疗，也有利于患者出院后继续接受结核病防治专业机构的管理。

（三）患者社区健康教育

1．医疗卫生机构及疾病预防控制机构通过组织健康大讲堂向辖区内的患者传播健康知识。

2．定点医疗机构可组织专家对患者关注的问题进行详细讲解。

（四）健康科普材料

1．开发专门服务于患者的折页、手册、海报、短视频、长图等。

2．可通过广播、电视、报纸、短信、微信、微博、官网等多种媒体形式传播科普知识。

二、健康教育内容

（一）核心信息

1．肺结核是我国发病率高、死亡人数多的重大传染病之一。

2．肺结核主要通过咳嗽、打喷嚏传播，咳嗽、打喷嚏时掩口鼻、不随地吐痰可以减少肺结核的传播。

3．不自行停药或换药，按医嘱定期复查，坚持完成全程规范治疗是治愈肺结核、避免形成耐药的关键。

4．如居家治疗，应尽量与家人分室居住，避免家人被感染。尽量不去人群密集的公共场所，如必须去、应当佩戴口罩。

（二）具体内容

1．传播途径　结核病主要通过呼吸道飞沫进行传播，当排菌的肺结核患者咳嗽、打喷嚏、大声说话或大笑时，把大量含有结核分枝杆菌的细小飞沫排放在空气中，健康人吸入含有结核分枝杆菌的飞沫，即会受到传染。结核病患者要养成不随地吐痰、咳嗽和打喷嚏时用纸巾捂口鼻的良好习惯和文明礼仪。

2．治疗原则　结核病一旦诊断就应及时给予抗结核治疗，治疗越早恢复得越好。应严格按照规定的抗结核治疗方案（包括药品种类、药物剂量、服药方法及时间等）有规律地服药，不能随意更改化疗方案或间断服药甚至中断治疗，否则将前功尽弃，甚至发展成耐药。

3．抗结核药物的不良反应及预防方法　患者服用抗结核药物后常见的不良反应很多，如恶心、呕吐、视力下降、皮疹、心慌、兴奋或抑郁等。为了防止不良反应的危害，保护患者健康，肺结核患者在医生问诊过程中必须如实提供关于肝功能、视力以及肾功能等方面的既往信息，在治疗前、治疗中遵从医嘱规律检查肝肾功能等，如果出现异常情况，应及时就诊处理。

4．肺结核患者治疗期间需要进行的检查　为了解病情变化情况，及时评估治疗效果，需定期进行胸部 X 线检查和痰检，同时为了监测并及时处置可能发生的药物不良反应，患者在服药期间还需要定期检查血、尿常规和肝、肾功能等。

送检痰标本的质量直接影响检验结果的准确性。应按照要求和方法留取合格的痰标本。

（1）留痰方法：清水漱口，深呼吸 2 ~ 3 次，用力从肺部深处咳出痰液，将咳出的痰液（3 ~ 5 ml）留置在痰盒中，拧紧痰盒盖。

（2）复查时，肺结核患者应收集两个痰标本（夜间痰、晨痰）。夜间痰是送痰前一日，患者晚间咳出的痰液；晨痰是患者晨起后咳出的痰液。

（3）合格的痰标本一般为干酪痰、血痰或黏液痰；唾液或口水为不合格标本。当痰标本的体积或性状不符合要求时，需重新留痰送检。

5．患者如何合理休息及锻炼

（1）休息可减少体力消耗，减少肺脏的活动，有利于延长药物在病变部位存留的时间，以利于病灶组织的修复，促使疾病治愈。患者在急性进展期、中毒症状明显或合并咯血时，必须绝对卧床休息。当症状减轻后可适当起床活动。

（2）需根据患者的性别、年龄、病情来确定适宜的体能锻炼方式。一般来说，建议在治疗有效、病情缓解的情况下进行。锻炼方式以无明显气促或咳嗽，休息后感觉舒适为宜。患者在体能锻炼过程中注意不要操之过急，应按照循序渐进的原则。

6. 肺结核患者急救知识

（1）肺结核患者如出现呼吸困难、胸闷，应立即取半卧位。如有氧气在床旁时应立即吸氧。

（2）肺结核患者咯血时取头低足高位，将积血尽量轻轻咳出，不要屏气，保持呼吸道畅通，并立即就医。

（3）肺结核患者要保持大便通畅，自发性气胸、咯血及心脏疾病患者大便时禁止用力，以免大量咯血或猝死等。

7. 肺结核患者感染控制方法　对于处在排菌期的肺结核患者来说，患者在咳嗽、打喷嚏时，会通过飞沫将结核分枝杆菌传播给周围人。因此，排菌期的肺结核患者要主动采取防护措施减少传播他人。

（1）家庭感染控制内容：肺结核为呼吸道传播，患者应每天打开门窗通风多次，每次 10 min 以上，保持室内空气新鲜。有条件的房间可每周消毒一次。居家隔离治疗期间，患者要保持充足睡眠，生活规律，不与家人同桌共餐。

患者所用物品应与家人分开。床单、被褥、枕头、衣物应经常在阳光下暴晒，每次暴晒 2～4 h。茶具、餐具、毛巾等应尽量定期煮沸消毒，每次 15～30 min。

服药治疗期间的哺乳期患者应停止母乳喂养，以避免通过哺乳间接导致乳儿药物中毒。在日常生活中应注意，不要面对着家人咳嗽、打喷嚏等，以避免传染家人。

痰菌阳性和强化期治疗的肺结核患者，尤其是家中有5岁以下儿童、老年人、慢性病患者和免疫抑制剂使用者，患者尽量与家人分室居住，在家戴口罩，避免传染家人。

（2）公众场所感染控制内容：强化期治疗的肺结核患者，因尚在排菌期，所以此时患者尽量做到不外出、不串门、不借用他人的餐具和杯具，必须外出时需佩戴口罩，避免与他人正面交谈，与他人说话时面应侧向一边。

儿童结核病患者治疗期间应在家休息，不要入托、入学，以避免传染他人。

咳嗽、打喷嚏时尽量避开人群，应用纸巾遮住口鼻，使用后的纸巾可做焚烧处理。患者吐痰时，应将痰液吐在纸巾里包好后焚烧，或吐入带盖儿的装有消毒液的容器中。临时到公共场所用餐的患者，用餐时不要大声说话，用过的碗筷，应主动告诉饮食服务人员，注意将所用碗筷做上标记，单独清洗消毒。

第三节　公众的健康教育

健康知识和技能的缺乏是影响公众健康的重要因素，医疗卫生人员是健康科普信息传播的主力军，要了解受众对健康信息需求的心理，了解媒介特性并用好媒介，培养将专业知识技能转化为科普知识进行传播的能力。通过对公众进行结核病健康教育和广泛宣传，增强公众对结核病的防病意识；同时，在公众了解了结核病传播机制的情况下，做到不歧视结核病患者，给予他们尽可能多的帮助，为患者营造关怀的社会环境。

一、健康教育方式

以"世界防治结核病日"等为契机营造全社会广泛关注结核病防治的宣传氛围，全年开展传统及互联网模式的健康教育干预措施。

1. 创作类　科普文章、诗歌、顺口溜、视频、相声、课件、微电影等。

2. 设计类　折页、海报、口袋书、身高贴、漫画、手环等。

3. 主题活动类　讲座、沙龙、班会、节目演出，或举行义诊进行宣传和答疑，开展健身运动（骑行、健步等）。

4．关爱类　捐书、义卖，进敬老院、福利院，心理支持，贫困患者关怀。

5．比赛竞技类　手抄报比赛、知识竞赛、演讲比赛、科普比赛等。

6．媒体互动类　微信、微博、APP、抖音、网络杂志、问卷星等。

二、健康教育内容

1．结核病的危害　结核病是严重危害人民群众健康的重大传染病。

（1）结核病以前又叫"痨病"，是很古老的传染病，由结核分枝杆菌引起，可以侵犯除指甲、牙齿和头发以外的人体全身多种器官。以肺脏感染为主，以及气管、支气管结核、结核性胸膜炎，称为肺结核。还可侵犯淋巴结、骨、关节、消化道等，为肺外结核。

（2）结核病在我国法定报告的传染病中发病率和死亡人数排名在第二位，我国也是世界上结核病的发病大国，每年的发病数在全球排在第二位。

（3）得了结核病如发现不及时，治疗不彻底，会对健康造成严重危害，甚至可引起呼吸衰竭和死亡，给患者和家庭带来沉重的经济负担。

2．结核病的传播途径　结核病主要通过呼吸道传播，人人都有可能被感染。

（1）结核病是呼吸道传染病，很容易发生传播。据世界卫生组织报道，目前全球有近 1/3 的人已经感染了结核分枝杆菌。

（2）结核病患者通过咳嗽、咳痰、打喷嚏将结核分枝杆菌播散到空气中，健康人吸入带有结核分枝杆菌的飞沫即可能受到感染。

（3）一个在排菌期的传染性结核患者如果不治疗，一年平均可感染 10 ～ 15 名容易发病的人。

（4）当一个人被结核分枝杆菌感染后，如果免疫力低下，结核分枝杆菌会在他的体内大量繁殖，导致发病而成为结核病患者。

（5）人类免疫缺陷病毒感染者、免疫力低下者、糖尿病病人、尘肺病人、老年人等都是容易发病的人群，应每年定期进行结核病检查。

3．及时就诊　咳嗽、咳痰 2 周以上，应怀疑患上结核病，要及时就诊。

（1）结核病的常见症状是咳嗽、咳痰，如果这些症状持续 2 周以上，应高度怀疑患上肺结核，要及时到结核病定点医院就诊。

（2）结核病还会伴有痰中带血、低热、夜间出汗、午后发热、胸痛、疲乏无力、体重减轻、呼吸困难等症状。

（3）怀疑患上结核病，要及时到当地结核病定点医疗机构就诊。县（区、旗）、地市、省（区、市）等区域均设有结核病定点医疗机构。

4．减少肺结核传播　不随地吐痰，咳嗽、打喷嚏时掩口鼻，戴口罩可以减少肺结核的传播。

（1）结核病患者咳嗽、打喷嚏时，应避让他人、遮掩口鼻。

（2）居家治疗的结核病患者，应尽量与他人分室居住，保持居室通风，佩戴口罩，避免家人被感染。

（3）结核病可防可治。加强营养，提高人体抵抗力，有助于预防结核病。

5．规范全程治疗　经规范过程治疗，绝大多数患者可以治愈，还可避免传染他人。

（1）结核病治疗全程为 6 ～ 8 个月，耐药结核病治疗全程为 18 ～ 20 个月。

（2）按医生要求规范治疗，绝大多数结核病患者都可以治愈。

（3）结核病患者如果不规范治疗，容易产生耐药结核病。患者一旦耐药，治愈率低，治疗费用高，社会危害大。

第四节　医务人员使用 FDC 培训

结核病是呼吸道传染病，活动性肺结核患者是结核病的传染源。早发现、早治疗、规范治疗、治愈结核病患者不仅可以控制结核病的传播，还可消除病灶对患者机体进一步损害，让患者恢复正常的工作和生活。临床医生了解及掌握结核病治疗理论，是抗结核正确使用、结核病患者获得规范治疗的保障。

一、岗前结核病治疗理论系统培训

培训内容包括以下内容。

1．抗结核药品基本理论，常用抗结核药品作用机制、用量及用法等。

2．结核病分类，不同类型结核病治疗方案选择。

3．抗结核药品常见不良反应及处置方法。

4．使用 FDC 过程中，散装抗结核药品替换原则及方法。

5．结核病常见危急重症诊断及处理。

二、在岗医生结核病治疗理论定期更新

培训内容包括：国内外结核病治疗新药、新治疗方案，以及其他新的治疗技术进展。

建立健全培训制度，由省级组成培训师资队伍，以国家结核病防治规划相关指南为蓝本，统一培训教材，逐级进行培训，覆盖疾病控制系统相关人员及专科医院的全体结核病临床医生，建立培训档案，确保结核病控制系统相关人员和临床医生掌

握抗结核治疗方案制定原则，不断更新知识。

三、推荐执行抗结核药品处方权限分级管理

抗结核药品合理使用既需要系统的理论知识，还需要长期临床经验的积累。为规范抗结核药品使用，提高患者治愈率，降低耐药率，不同级别临床医生，应赋予不同抗结核药品使用权限。建议参照抗菌药物管理相关规定对执行抗结核药物使用处方权限分级管理。

1．具有初级专业技术职务任职资格的医师，权限为按照国家标准抗结核化疗方案使用一线抗结核药物。

2．具有中级以上专业技术职务任职资格的医师，权限为处理抗结核药物不良反应及因此而进行的方案的调整、特殊人群化疗方案的制定。

3．具有副高级专业技术职务任职资格以上（或专家小组）的医师，权限为诊断耐药结核和其化疗方案的制定。

第八章 抗结核药品供应与管理

持续不间断高质量的抗结核药品供应，是结核病控制策略中的重要内容，是结核病预防控制工作贯彻实施的基础。建立科学有效的管理模式，确保抗结核药品的质量，避免药品供应中断和药品过期浪费，最大程度降低供应体系的运行成本，是完善药品供应管理系统的内在要求，是有效治愈肺结核患者、控制我国结核病疫情的重要保障。FDC 规范使用离不开以下几个环节：药品需求数量的精确测算、及时采购；合理库存、正确的存储；规范药品发放；定期质量监控。

第一节 药品需求测算

为保证抗结核 FDC 持续不间断供应，降低出现过期失效和供应中断的风险，每年度各省级结核病防治机构应在国家级的技术指导下，组织所辖市、县级，实施下年度药品需求测算工作，以尽早确定需求数量，及时开展下年度药品招标采购工作。市、县级结核病防治机构做好抗结核药品合理的季度需求测算，是保证持续不间断药品供应的前提，是药品申请与发放的基础。通过科学的测算，市、县级结核病防治机构可以得到一个相对精确的季度申请数量，从而避免药品出现短缺或过期失效的情况。

一、年度需求测算

药品需求测算有患者数量测算方法和消耗量测算方法两种，对于 FDC 来说，年度需求测算应以患者数量测算方法为主，季度药品需求以消耗量测算方法为主。FDC 的使用考虑到了不同体重患者的需要，因此药品的需求测算也应考虑到不同体重患者所占比例。另外，还要对使用的散装抗结核药品进行需求测算。

（一）消耗量测算法

消耗量测算法是根据以往药品消耗情况预测下一年度药品需求的方法。该方法需要有既往准确的药品消耗信息，同时当地患者发现数量平稳，否则测算的数量将与实际需求有较大出入。

测算公式：

年需求数量＝平均月消耗量 ×12 ＋平均月消耗量 ×12×15％－现有库存量

注："12"为全年 12 个月，15％为增加的缓冲库存的比例。

例如，2019 年，某县级结核病防治机构药品库存控制卡显示：抗结核 FDC-HRZE 全年消耗量为 6000（片或粒），散药利福平（R）全年消耗量为 1200（片或粒），截至 2020 年药品需求测算时，该单位尚有抗结核 FDC-HRZE 600（片或粒），散药利福平（R）200（片或粒），则 2021 年该单位药品需求为：

$$FDC\text{-}HRZE（片或粒）= 500 \times 12 + 500 \times 12 \times 15\% - 600$$
$$= 6300$$

$$散药 R（片或粒）= 100 \times 12 + 100 \times 12 \times 15\% - 200$$
$$= 1180$$

（二）患者数量测算法

1. FDC 需求数量

（1）平均体重测算法：即根据每年肺结核患者发现估算数量和当地患者平均体重，测算药品需求数量。按照当地患者平均体重计算每例患者所需 FDC，同时根据各省不同情况增加 1 个月的缓冲库存量。

测算公式（结核性胸膜炎，参照下面的公式计算，强化期服药 60 次，继续期服药 300 次）：

① HRZE 需求数量

$$HRZE 需求数量 = N \times 60 \times 每日服药片数 +$$
$$N_1 \times \gamma_1 \times 30 \times 每日服药片数 - 现有库存量$$

式中，N 为患者总数；N_1 为病原学阳性患者数，占总患者 50%（或参照当地登记肺结核患者病原学阳性比例）；γ_1 为病原学阳性患者 2 个月末痰菌未阴转的比例，按 15% 计算。"60" 为强化期服药次数，"30" 为病原学阳性患者 2 个月末痰菌未阴转患者增加 1 个月强化期服药次数；服药片数，按照体重 55 kg 计算（H 75 mg + R 150 mg + Z 400 mg + E 275 mg 规格，每日 4 片；H 37.5 mg + R 75 mg + Z 200 mg + E 137.5 mg 规格，每日 8 片）

② HR 需求数量

$$HR \text{ 需求数量} = N_2 \times 120 \times \text{每日服药片数} + N_3 \times 300 \times \text{每日服药片数} - \text{现有库存量}$$

式中，N_2 为普通肺结核患者数，占患者总数 80%（$N \times 80\%$）；N_3 为结核性胸膜炎加其他重症肺结核或合并肺外结核患者数（治疗疗程需 12 个月的肺结核患者），约占总患者 20%（$N \times 20\%$）。"120" 为普通肺结核患者继续期服药次数，"300" 为治疗疗程需 12 个月的肺结核患者继续期服药次数。服药片数，按照体重 55 kg 计算（H 150 mg + R 300 mg 规格，每日 2 片；H 100 mg + R 150 mg 或 H 75 mg + R 150 mg 规格，每日 4 片）。

例如，2019 年，某县级结核病防治机构发现患者数分别为：病原学阳性肺结核患者 80 例，病原学阴性肺结核患者 80 例，有胸膜炎肺结核患者 40

例。以往监测结果显示，该地患者平均体重 55 kg，病原学阳性患者 2 个月末痰菌未阴转率为 15%，截至 2020 年药品需求测算时，该单位尚有抗结核 FDC-HRZE 600（片或粒），抗结核 FDC-HR 200（片或粒），则 2020 年该单位各种药品需求为：

$$HRZE\ 需求数量 = 200 \times 60 \times 4 + 80 \times 15\% \times 30 \times 4 - 600$$
$$= 48000 + 1440 - 600$$
$$= 48840（片或粒）$$

$$HR\ 需求数量 = （200 \times 80\%）\times 120 \times 4 + （200 \times 20\%）\times 300 \times 4 - 200$$
$$= 76800 + 48000 - 200$$
$$= 124600（片或粒）$$

（2）体重分级测算法：按照患者数量和当地不同体重患者所占比例可以更为准确地计算药品需求，但关于患者体重的数据较难获得。

2008 年，国家结核病预防控制中心在黑龙江、河南、重庆、浙江四省市试点时，获得如下体重分级数据，可供地域临近省份参考（表 8-1，表 8-2）。

表 8-1 不同体重患者所占比例（1）

省份	≤ 37 kg	38 kg ~ 54 kg	55 kg ~ 70 kg	≥ 71 kg
黑龙江	3.86%	35.74%	55.03%	5.37%
河南	0.94%	40.89%	52.84%	5.33%
重庆	2.22%	73.59%	22.98%	1.21%
浙江	3.25%	52.85%	40.65%	3.25%

表 8-2 不同体重患者所占比例（2）

省份	≥ 50 kg	< 50 kg
黑龙江	78.02%	21.98%
河南	78.19%	21.81%
重庆	65.12%	34.88%
浙江	69.51%	30.49%

测算公式：患者的体重分级服药片数可参考药品使用说明书。

2．散装药品

（1）乙胺丁醇

需求数量 = N_2 × 替换 FDC 使用散药治疗的患者比例 ×60× 每日服用片数 + N_3 ×300× 每日服药片数－现有库存量

式中，N_2 为普通肺结核患者数，占患者总数 80%；N_3 为结核性胸膜炎等治疗疗程需 12 个月的肺结核患者数，约占总患者 20%。替换 FDC 使用散药治疗的患者比例约 5%。服药片数，按照体重 55 kg 计算，每日 3 片。

（2）其他散装药

指除乙胺丁醇外的药品的需求数量 = 预计发现患者数 × 替换 FDC 使用散药治疗的患者比例 × 用药时间 × 每日服用片数－现有库存量

二、季度申请测算

（一）常规药品申请

常规药品申请只在每季度初进行一次，其申请数量测算主要是依据库存控制卡，可使用下面的公式：

季度申请数量 = 最大库存 − 现有库存

公式说明如下。

1. 最大库存　是指现有库存量不应高于的一个数量，定为 4.25 个月药品用量。

最大库存 = 平均月消耗量 ×（缓冲库存可使用的月数 + 供应周期 + 运输时间）

（1）平均月消耗量，通常应计算某结核病防治机构过去一年消耗量的平均值（使用 FDC 初期建议采用患者人份数估算法或患者数量测算法）。

（2）缓冲库存可使用的月数，定为 1 个月。

（3）运输时间，定为 0.25 个月。

（4）供应周期，定为 3 个月。

注：这些参数可依据当地具体情况调整，如：交通发达地区，物流一天就可到达，运输时间可定为 0）。

2. 现有库存　应综合考虑结核病防治机构目前仓库内药品数量（见药品出入库登记本、门诊药房明细账），以及即将入库的药品数量（见库存控制卡），同时如果有两个库房（门诊库房和药品库房），要将两个库房的库存数量相加。

（二）紧急药品申请

紧急药品申请可在季度中进行，最小库存是决定是否进行紧急申请的主要指标，其申请数量测算同样依据库存控制卡，公式与常规申请是一样的：

$$紧急申请数量 = 最大库存 - 现有库存$$

说明：

（1）进行紧急申请首先应该确定距离下一次常规药品申请时间，如果时间间隔小于 2 周可以不进行紧急申请。

（2）紧急申请时，原则上只考虑现有库存低于最小库存的一种或几种药品，其余药品仍需在下季度初常规药品申请时一并进行。

（3）最小库存是指现有库存量不应低于的一个数量，定为 1.25 个月药品用量 [最小库存 = 平均月消耗量 ×（缓冲库存可使用的月数 + 运输时间）]。

第二节 库存控制与库房管理

一、库存控制

为了在保证药品持续不间断供应的基础上，最大程度地减少药品存储、申请、发放、运输等所需费用，各省、市、县级结核病防治机构均建立并执行库存控制系统，做到药品库存量、预订量（含招标量及申请量）和发放量三者之间的平衡。

（一）缓冲库存

FDC 缓冲库存的设置应该根据每种药品近期的需求变化决定，同时还要考虑库房与供货单位的距离，以及获得药品的方便程度、FDC 和散装药品的有效期等。根据目前各省一般情况，建议将药品的缓冲库存可以使用的月数定为 1 个月。

（二）供应周期

在市、县级推荐统一设置为 3 个月，即按照常规，每季度向上级申请一次药品。通常情况下，上级单位可在每季度初进行药品供应。供应周期可以根据各省实际情况和药品使用有效期进行适当调整，最多不超过 6 个月。

（三）运输时间

运输时间是指，从"需要药品"到"申请的药品入库"的时间，在我国的各市、县级，运输时间推荐设置为 0.25 个月（7 天），但也可以根据近几次实际的运输时间进行调整。

（四）平均月消耗量

平均月消耗量是指一段时间内，某结核病防治机构的抗结核药品消耗平均到每个月的数量，这个"一段时间"通常应在 6 个月以上，推荐使用 12 个月的数据。

在使用 FDC 的初期，没有 FDC 的消耗量数据，可以利用既往散装药品的数据，以患者人份数进行换算，获得 FDC 的估算平均月消耗量，在 FDC 使用至少 6 个月后可根据实际使用情况计算。

（五）最大库存

最大库存是指现有库存量不应高于的一个数量。市、县级的各种药品，最大库存的计算可使用下面的公式：

最大库存 = 平均月消耗量 ×（缓冲库存可使用的月份数 + 供应周期 + 运输时间）

（六）最小库存

最小库存是指现有库存量不应低于的一个数量。市、县级的各种药品，最小库存的计算可使用下面的公式：

最小库存 = 平均月消耗量 ×（缓冲库存可使用的月数 + 运输时间）

二、库房管理

在抗结核药品管理工作中，首先要保证药品仓库必须有足够的空间，以安全储存一定数量的药品。同时合理、严格的库房管理能够极大地减少因库存不当而造成的药品损耗。

一个合格的药品库房是药品管理工作的首要基础，必须符合有关的要求。

（一）保证专库/专柜

抗结核药品是一种特殊的商品，与其他药品及物资在储存和管理上存在着较多的不同，因此需要储存在独立、专用的库房，不得与其他药品、物资混装。

（二）保证库房环境

药品储存的最终目的是让患者服用，满足治疗的需要，这就要求药品完整、安全并且可以使用，下面是保证药品质量的库房环境具体要求。

1．保证屋顶不漏雨，同时所有药品应放置在木制或塑料制的垫板上（距地面至少 10 cm），以避免药品受潮。

2．保证库房的清洁，防止昆虫进入库房内不允许储存食品。

3．每天测量库房的温湿度两次，使温度保持在 0～20℃，相对湿度保持在 45%～75%，同时避免阳光直接照射药品。库房应设置排气扇，部分 FDC 对储存环境有特殊要求，库房应安装冷热两用型空调。

4．药品堆垛距墙和屋顶至少 30 cm，同时堆垛高度不要超过 2 m，以避免压垮底部的纸箱。

（三）保证药品的安全

1．库房设有专门的保管人员保证药品的安全。

2．在不进行药品出入库时锁上库房，库房钥匙由库房管理人员保管。

3．库房设有消防、防鼠设施，并能正常使用，且应培训库房保管人员如何使用。

4．安装防盗设施。

第三节　药品储存与发放

一、药品储存

药品的有效期是指药品在符合相关要求的储藏条件下，保证药品安全、有效的时间期限。药品一旦超过了其有效期，就不能再被发放和使用。为避免药品过期浪费，药品的储存与发放必须符合一定的原则。

1．用简单的标签注明每种药品摆放的位置，便于查找和补充。

2．应整齐码放，以方便查找和再次进货，同时药品堆垛间应留有足够的距离，以方便取出某箱药品，而不需要挪动前后和两旁的货物。

3．将有效期显示在盒子或箱子的外面，以方便随时查看，抗结核 FDC 不同品种的有效期是不相同的，需要库房管理员特别关注。

4．按照药品名称和批号分类摆放，先过期的药品放在前面。

5．货物发放需按照近效期药品先发放的原则，即任何情况下都要先发放最先到有效期的药品。

6．库房管理员需要定期观察库存 FDC 药品，发现破损、变色、霉变等情况应及时处理，确保发放给患者的药品是有效安全的。

7．过期/破损药品的处理需登记备案，并按照《医疗废物管理条例》执行。

抗结核药品储存条件见表 8-3。

表 8-3　抗结核药品储存条件

药品名称	贮藏条件
FDC（HRZE）	密封，在阴暗干燥（避免并不超过 20℃）处保存
FDC（HR）	遮光，密封，在干燥处保存
FDC（HRZ）	遮光，密封，在干燥处保存
异烟肼片	遮光，密封，在干燥处保存
利福平胶囊	密封，在阴暗干燥处保存
吡嗪酰胺片/胶囊	遮光，密封保存
盐酸乙胺丁醇片/胶囊	遮光，密封，在干燥处保存

二、药品发放

患者治疗期间，一般每月到县级结核病防治机构检查一次，并由结核病防治医生开出下一个月的药品。发放药品的基本工作步骤及登记表格见表 8-4、表 8-5、表 8-6。

表 8-4 发放药品的基本工作步骤

步骤	内容	备注
1	医生诊断后开具处方	标准的处方应包括：姓名、性别、年龄、药品通用名、规格和用法等信息
2	患者持处方到门诊药房领取药品	门诊药房人员
3	药房管理人员在免费抗结核药品发放登记本（表 8-5）上登记	门诊药房人员
4	患者在免费抗结核药品发放登记本上签字	
5	按照结核病防治的要求由医务人员、家庭成员、志愿者监督患者服药，或使用智能工具辅助管理	
6	在患者病历中记录	治疗期间因药品不良反应等原因，用散装药品替换治疗的患者，在病程中详细记录替换原因，在"肺结核患者取药登记、治疗管理和痰菌检查记录"（表 8-6）中标注
7	患者下次就诊时，重复上面的步骤直至疗程结束	

表 8-5 免费抗结核药品发放登记本

患者姓名：				年龄：			患者登记号：	
药品发放记录								
发放日期	发放药品						取药人签字	发药人签字
	HRZE（粒/片）	HR（粒/片）	H（片）	R（片）	Z（片）	E（片）		

三、账目管理与盘库

使用 FDC 后，要按照《抗结核药品管理手册》的要求，使用出入库登记本、库房账本、门诊药房明细账等相同的流程和方法进行账目管理。

盘库是通过手工清点的方法检查账目记录与实际库存是否相符的过程。进行盘库时，每一种药品、每一个批号都要进行清点。具体的盘库方法和程序按照手册的要求开展。

四、药品使用的核查

通过核对一段时间内药品的消耗量和治疗的患者数，评价各级结核病防治机构标准治疗方案的执行情况、药品损失情况等重要的信息。药品使用情况的核查推荐半年开展一次，既可用于自查也可用

表8-6 肺结核患者取药登记、治疗管理和痰菌检查记录

取药登记					询问患者上次取药后的服药及管理情况					实际痰菌检查			预约下次随访日期	医生签字
日期	次序	取药量（月）	应服药次数	实际服药次数	督导人员督导服药			村（社区）医生访视次数	自服药次数	阳性	阴性	未查		
					医护人员	家庭成员	其他							
	第1次	—	—	—	—	—	—	—	—	—	—	—	—	—
	第2次	—	—	—	—	—	—	—	—	—	—	—	—	—
	第3次	—	—	—	—	—	—	—	—	—	—	—	—	—

于上级单位督导检查并填写 FDC 使用核查表（表 8-7）。核查工作中，比较理论消耗数量和实际消耗的药品数量。如果两个数据之间的差异度较高（差异占理论消耗数量的 15％以上），就需要进一步的调查分析发现其中的原因。

表 8-7　FDC 使用核查表

实际治疗患者分类情况				
分类患者数量	病原学阳性	病原学阴性	结核性胸膜炎	其他
病原学阳性患者二月末痰检未阴转率（％）				
药品使用核查情况				
FDC 规格	理论消耗数量	实际消耗数量	差异度	备注
H 75 mg + R 150 mg + Z 400 mg + E 275mg				
H 37.5 mg + R 75 mg + Z 200 mg + E 137.5 mg				
H 150 mg + R 300 mg				
H 100 mg + R 150 mg				
H 75 mg + R 150 mg				

第四节　抗结核药品监控与评价

定期的监测和督导可以促进抗结核药品供应管理系统的进一步完善，保证持续不间断地提供高质量的抗结核药品，同时将药品管理工作运转的损耗、支出成本降到最低。监测是指定期检查分配的任务完成情况，可以通过相关的报表、登记本、记录和报告等内部资料获得。督导是指根据需要而提供的现场工作指导。

一、抗结核药品管理监测指标

（一）患者体重和药品替换监测

为准确测算药品需求数量，需要掌握不同体重患者的比例和药品替换率，各地可根据实际情况不定期收集。

1．不同体重患者的比例

（1）定义：按照不同体重范围对患者进行分类，计算不同体重范围内患者数所占比例。

（2）指标计算：计算体重 ≥ 50 kg 和 < 50 kg 的患者所占比例；计算体重 ≤ 37 kg、38 ~ 54 kg、55 ~ 70 kg、≥ 71 kg 的患者所占比例。

（3）数据来源和意义：数据来源于患者病历或结核病管理信息系统客户端，不同体重范围的患者所占比例是对 FDC 进行需求测算的一个重要指标，通过试点调查不同地区患者的体重，对类似地区提供一定依据。

2．药品替换率

（1）定义：计算服用 FDC 过程中因不良反应等原因进行药品替换的比率。

（2）指标计算：

$$药品替换率 = \frac{药品替换的患者人数}{使用 FDC 的患者人数} \times 100\%$$

（3）数据来源和意义：数据来源于患者病历，因不良反应等原因而替换药品是 FDC 需求测算中的一个影响因素，更是使用 FDC 中需要库存一定量散装药的重要指标。

（二）季度监测指标

1．缺货百分比

（1）定义：缺货是指一种药品在库房（含门诊药房）中没有任何可用的数量（即现有库存为 0），而缺货百分比被定义为每季度所有抗结核药品的缺货天数占累计观察天数的百分比。

（2）指标计算：

$$缺货百分比 = \frac{每季度所有药品缺货时间合计}{所有药品种类数量 \times 90 天} \times 100\%$$

（3）数据来源和意义：数据来源于药品出入库登记本，原则上各级结核病防治机构药品的缺货百分比均应为 0，否则就可能影响到患者的治疗管理。

2．可使用月数

（1）定义：可使用月数是指根据一种药品的平均月消耗量、季度末库存情况，而预计出的该种药品能够使用的月数。

（2）指标计算：

$$可使用月数 = \frac{季度末该种药品的现有库存数量}{该种药品的平均月消耗量}$$

（3）数据来源和意义：数据来源于库存控制卡，比较合理的可使用月数一般应控制在 1～4 个月。否则就有可能出现过期失效或短缺现象。

3．季度末有库存百分比

（1）定义：有库存是指任何一种药品在库房（含门诊药房）中有任何可用的数量（即现有库存不为 0），季度末有库存百分比被定义为每季度末药品库房中免费抗结核药品有库存的种类数量占所有药品种类数量的百分比。

（2）指标计算：

$$季度末有库存百分比 = \frac{季度末药品库房中免费抗结核药品有库存的种类数量}{所有药品的种类数量} \times 100\%$$

（3）数据来源和意义：数据通过盘库工作获得，原则上有库存百分比应为 100%，否则就可能影响到患者的治疗管理。

4．过期／破损百分比

（1）定义：过期／破损百分比是指季度内过期或破损药品总数量占该季度第一天库存量与该季度入库量之和的百分比。

（2）指标计算：

$$过期／破损百分比 = \frac{季度内药品库房中过期／破损药品总数量}{该季度第一天库存数量 + 该季度入库量} \times 100\%$$

（3）数据来源和意义：数据通过盘库工作和出入库登记本获得，在实际工作中可能会出现过期／破损现象，这也是允许出现的，但应控制在一定的范围内，过期／破损百分比不应高于 2%，否则应对其原因进行调查，并及时处理。

5．账物相符率

（1）定义：账物相符率是指季度末药品库房中账物相符的药品种类占所有药品种类的百分比。

（2）指标计算：

$$账物相符率 = \frac{季度末药品库房中账物相符的药品种类数量}{所有药品的种类数量} \times 100\%$$

119

（3）数据来源和意义：数据通过盘库工作获得，原则上账物相符率应为 100%，否则就说明在库房管理上可能存在一定的问题。

（三）年度监测指标

1. 县（市、区）FDC 使用覆盖率

（1）定义：县（市、区）FDC 使用覆盖率是指全年（或季度）有 FDC 库存县（市、区）数占所有县（市、区）数的百分比。

（2）指标计算：

$$县（市、区）FDC 使用覆盖率 = \frac{有 FDC 库存县（市、区）数量}{县（市、区）总数} \times 100\%$$

指标值：建议县（市、区）FDC 使用覆盖率为 100%。

2. 利福平敏感患者 FDC 使用率

（1）定义：利福平敏感患者 FDC 使用率是指全年（或季度）使用抗结核固定剂量复合剂药品的利福平敏感患者数占同期登记治疗的所有利福平敏感患者总数的比率。

（2）指标计算：

$$利福平敏感患者 FDC 使用率 = \frac{使用 FDC 的利福平敏感患者数量}{登记的利福平敏感患者总数} \times 100\%$$

指标值：建议利福平敏感患者 FDC 使用率大于 85%。

二、抗结核药品督导

药品督导工作是指上级规划管理和实施部门对下级单位药品管理工作的督导和技术指导。督导活动是药品管理工作的重要内容，是现场调查研究、现场评价、现场指导、现场培训和反馈的过程，它能有效地提高各级规划实施单位的药品管理工作质量。

（一）药品督导的目的

1．了解药品管理体系的建立情况，包括硬件和软件的建设，药品管理系统有效运行情况。

2．评价药品管理工作质量。

3．现场指导、示范和培训，提高药品管理人员的管理水平。

4．根据督导结果提出改进建议。

（二）药品督导的内容

药品督导的内容包括药品管理工作的全部内容，即药品选择、测算、采购、库存控制、库房管理、药品使用和监测评价等。

（三）药品督导的工作原则

1．制度化　国家、省、市三级将药品督导工作纳入规划督导中，并按照规定的频率进行。

2．规范化　药品督导内容应按照《抗结核药品管理手册》的要求。

3．均衡性　应对辖区内所有实施规划的相关单位进行合理的、均衡的督导。在注意覆盖面的同时，应对重点单位实行重点督导。

4．科学性　注意所收集信息的可靠性，分析问题时方法学的正确性，注重问题的一般性、特殊性、偶然性、系统性及其内在联系。遵循实事求是、深入基层的原则，反对弄虚作假。

（四）药品督导的形式和方法

1．督导形式

（1）专项督导：专项督导指目的单一，专为药品管理工作组织的一次督导工作。这种督导形式的特点是目的明确单纯、技术力量强、督导时间充裕，督导内容全面和深入，督导效果明显。但无论是在人力还是资金方面，督导成本高，不易实现常规化和制度化。

（2）综合督导：将药品管理督导工作纳入规划督导工作中，特点是目的明确，技术力量单薄，督导时间有限，督导工作有侧重，督导效果较好。这种形式可形成制度，有利于药品督导工作的长期化、常规化的运行。

药品督导工作形式以综合督导为主。

2．督导方法　督导工作中常用的方法为收集并整理资料、听取汇报、现场考察、核实和分析信息、与相关人员座谈和讨论、督导反馈等。

（五）药品督导的工作程序

1．督导前的准备工作 督导前的准备是督导前必需进行的工作，是保证督导质量，达到督导目的的前提。督导前的准备工作包括选定被督导单位，查阅被督导单位最近一个季度的药品申请单、接收单和季报表以及最近一次的督导报告等资料，掌握被督导单位药品管理的工作情况、主要成绩和问题。

根据掌握的信息和药品管理工作总的要求，确定本次药品督导工作的目的、内容和重点。每次督导要克服面面俱到的问题，根据本次督导的目的，突出重点，达到实效。

准备一份药品督导清单（表8-8）。督导清单的内容要有选择性，每次督导不一定检查全部内容，应该有侧重点，而账物相符、药品过量/短缺、药品过期/破损情况这三项内容是必须检查的。

2．现场督导工作的实施

（1）工作流程

1）听取工作汇报：了解药品管理工作运行情况，发现工作中的出色之处或可能存在的问题。

2）查看库房、人员和制度：库房和药房设置是否符合要求，是否配置1～2名专职或兼职药品管理人员，是否建立药品管理制度并将制度挂在墙上。看药品摆放是否符合要求。

①检查发放原则和药品短缺问题：先查看库房中各类药品批号、效期及数量，再检查药品出入库登记本上各类药品的批号、效期及数量，检查其发放是否符合"先过期先出"的原则；同时查看库房药品有无过期，破损药品或是否有药品短缺情况。

②查看各类账本：根据当地采购药品的情况，应分别建立库房账本和门诊药房账本（板式药品、FDC 药品和抗耐多药结核病药品独立建账），各类账本填写完整、规范、正确和及时；每日药品应结算出库存量，每月应统计出本月合计，做到日清月结。

③检查账物相符：首先统计当前库房或药房库存各类药品数量，与账本目前的库存量进行核实，做到账本上的数量与库房或药房药品数量完全一致，即账物相符。

④查看药品库存控制卡的建立和使用：每种药品每月消耗量是否完整、准确地填写在库存控制卡上，向上级单位领取的每一批药品是否填写在库存控制卡上；看库存控制卡上的最大库存量和最小库存量，再用这两个量去衡量当前每种药品库存数量；每种药品的库存数量在小于最大库存量，大于最小库存量的区间波动，则库存药品数量是合理的。

⑤检查药品的发放和使用情况：抽取近一个月的处方和一本免费抗结核药品发放登记本，查看药品合理化使用和正确发放情况，包括查看不同治疗分类患者的治疗方案是否正确，每次发放药品的种

类和数量是否正确，免费抗结核药品发放登记本的填写是否完整、准确，是否有患者或委托人取药签名等。

⑥抽查季报表的准确性：抽取最近一个季度的药品季报表，首先检查季报表数据的真实性，与账本上的数量进行核实，季报表上第一天的库存量、入库量、其他入库量、发放量、其他出库量和最后一天库存量等指标应等于账本上各类药品季度合计量，即账表相符；再核实季报表的逻辑关系是否正确，即第一天的库存量、入库量和其他入库量的合计量减去发放量、其他出库量和过期/破损量的合计量的差值等于最后一天库存量。

3）复核药品年度需求和季度需求：测算的数量是否正确，贴近实际需求。

4）评价指标测算：重点计算可使用月数，从库存控制卡上获得平均月消耗量，统计目前库房中每类药品库存数量，用库存数量除以平均月消耗量得到可使用月数，可使用月数应在 1 ~ 4 个月。

5）通过交流方式，探究工作中存在问题的原因：分清主要问题和次要问题，主观问题和客观问题，寻找解决问题的办法。

（2）督导注意事项：本着促进药品管理质量的宗旨，督导工作应以调查研究和工作指导为主，督导中应注意方法和技巧，要肯定基层工作成绩，对存在的问题要分析原因，从帮助角度提出解决问题的合理化建议；同时多向被督导单位负责人宣传药品管理工作，促进其对药品管理工作的重视程度，这也是督导工作一项必不可少的内容。

3．督导反馈　将督导结果填写在药品督导清单上。

总结本次督导工作中发现的主要成绩和问题：通过一系列的活动，分析总结出一些经验和发现一些问题，归纳为几条，分别列出。

提出建议：在整个督导活动中，结合所发现的问题，与当地同仁共同商议后提出改进工作意见，综合列出几条符合实际情况，能为当地机构所能采纳的改进工作的建议。

表 8-8　抗结核药品督导清单

工作职责	工作内容	具体要求
库房管理	库房设置	专用库房（无其他无关物品）；门诊药房有专柜；库房有足够的空间；有防盗、防鼠、防火设施；有温/湿度计；避光、卫生，凉暗，有空调和排风扇，温度在0～20℃，相对湿度保持在45%～75%
	药品摆放	分类摆放，分批号摆放，摆放整齐；堆垛之间有一定的距离；离地面10 cm以上，离顶棚/墙壁30 cm以上、堆垛高度不超过2 m
库房管理	执行"近效期药品先发放"原则	看实物与账本，药品是否近效期药品先发放
	过期/破损药品情况	对照库存药品批号，与出入库登记本核对，是否有过期/破损药品

工作职责	工作内容	具体要求
库房管理	出入库登记本／门诊药房发药明细账	库房和门诊药房均分别按要求设立出入库登记本／门诊发药明细账；格式符合规定，记账及时，栏目记录完整
	账物相符	看库房／门诊药房账目，与实物核对
	日清月结	是否严格执行日清月结
	季报表准确性	抽取某季度季报表，核对库房和门诊药房账目
库存控制	库存控制卡	使用情况，要求填写完整、准确
	药品领取（调出）申请单	使用情况，核对计算是否准确
	可使用月数	根据实际库存，测算可使用月数，是否符合要求
药品使用	药品缺货	核查实际库存，有无药品缺货情况
	纳入病例	符合使用 FDC 的标准
	药品发放登记本	字迹清晰、有患者签字（手印）
	治疗方案	执行国家标准化疗方案

第九章

FDC 临床应用案例分析与评价

本书收集了在山东、江苏、江西、四川及贵州等 5 个省开展的 FDC 在结核病定点医院应用试点项目中的临床典型案例，并由专家进行点评，供临床医生在 FDC 使用过程中应对不同情况的分析处置时参考。

案例一

患者，男性，29 岁，体重 56 kg。

主述：咳嗽半年余，加重 2 周。

现病史：患者半年前无明显诱因出现咳嗽，干咳为主，无痰血，无胸闷气喘，无盗汗乏力，无发热，未予以重视，未治疗，2 周前咳嗽加重，就诊于外院。查胸部 CT 双肺散在以左肺上叶为主的树芽征，结核不能排除，遂就诊于我院门诊，查结核抗体阳性，T-spot 阳性，痰涂片（+++、++、++），结核分枝杆菌核酸检查阳性，利福平不耐药，诊断"继发性肺结核，双肺，涂阳，分子阳性，初治"收入住院。

辅助检查：入院后查血常规、肝肾功能、凝血功能正常。

抗结核方案：2HRZE-FDC，4HR-FDC。

入院时胸部 CT：左上肺多发性结节，融合性实变，伴空洞形成，病灶边界不规则（图 9-1）。

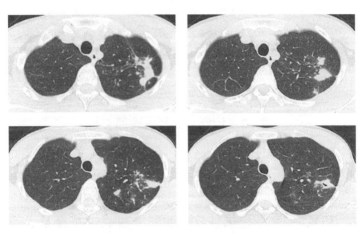

图 9-1　入院时胸部 CT

治疗 6 个月后复查胸部 CT：病灶吸收良好，空洞闭合，仅遗留纤维条索状改变（图 9-2）。

患者完成全疗程，复查胸部 CT 示肺部病灶较前明显吸收，痰涂片及培养阴性，治愈。

该患者在服药 FDC 半个月时，出现轻微恶心，无呕吐，复查肝功能正常，给予心理疏导，嘱其清淡饮食，症状好转。患者全程使用 FDC，每月复查血常规、肝肾功能未见异常。

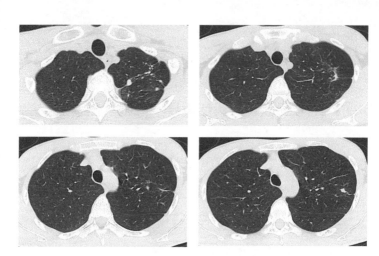

图 9-2　治疗 6 个月后胸部 CT

【点评】

　　FDC 是由多种抗结核药物联合组成，按照患者不同体重服用相应剂量，既保证了患者足量用药，又可预防单一用药。同时使用 FDC 治疗，可以减少患者单次服药片数，增加服药依从性。服用 FDC 与服用散装抗结核药品具有相同安全性，服药过程中出现轻度不良反应，在密切观察下，经对症治疗极大多数患者症状很快缓解，不需要中断治疗及更改治疗方案，从而降低治疗失败率和耐药的发生。

案例二

患者，男性，44岁，体重62 kg，职业，医生。

主述：体检发现肺部阴影，疑似肺结核收住院。

入院后，行结核感染 T 细胞阳性，气管镜检查灌洗液结核分枝杆菌核酸检查阳性，利福平不耐药，无病毒性肝炎病史，无脂肪肝病史，饮酒史十余年，每周2～3次饮酒史，白酒为主，每次250 g。给与 HRZE-FDC 治疗，3周后复查肝功能异常，ALT 86 U/L、AST 66 U/L，予甘草酸二铵、双环醇联合保肝；4周后复查肝功能 ALT 58 U/L、TBIL 24.4 μmol/L，继续保肝治疗；第 5 周复查肝功能恢复正常，甘草酸二铵肠溶胶囊，双环醇继续保肝治疗；第 6 周复查肝功能 ALT 67 U/L、AST 47 U/L；第 7 周复查肝功能 ALT 56 U/L、AST 44 U/L，患者服用甘草酸二铵肠溶胶囊出现双下肢水肿，低钾血症，调整保肝用药，口服还原性谷胱甘肽、双环醇；第 8 周复查肝功能 ALT 206 U/L、AST 136 U/L、TBIL 23.6 μmol/L；第 9 周复查肝功能 ALT 98 U/L、AST 86 U/L、TBIL 16.9 μmol/L，异甘草酸镁、双环醇保肝治疗；第 10 周复查肝功能 ALT 44 U/L、AST 43 U/L、TBIL 15 μmol/L；第 11 周复查肝功能 ALT 32 U/L、AST 37 U/L、TBIL 20.6 μmol/L；第 12 周复查肝功能 ALT 16 U/L、AST 20 U/L、TBIL 15.8 μmol/L；第 13 周，15 周复查肝功能均正常。

患者为病原学阳性肺结核，强化期接受 HRZE-FDC 治疗期间，多次出现肝功能异常，曾劝导患者调整抗结核治疗方案，减轻肝损伤，患者拒绝，坚持服药。患者食欲无明显减退，有情绪焦虑、睡眠障碍、恐惧传染给家人现象。给予心理疏导、抚慰式聊天，调整睡眠，并戒酒、清淡饮食，依据肝功能情况反复调整保肝用药，每周复查肝功能，维持肝功能在轻中度异常至正常结果范围波动，未出现严重肝损伤情况，患者成功完成全疗程治疗。由于治疗 2 个月时复查胸部 CT 示病灶好转的偏慢，患者主动要求多服 1 个月强化期治疗，经科内会诊评估病情后，同意强化期延长 1 个月，故该患者强化期治疗 3 个月。

【点评】

既往研究发现，使用抗结核 FDC 不良反应发生率及发生程度与使用散装抗结核药品无显著性差异，肝损伤是最常见不良反应，多发生在抗结核治疗强化期。肝损伤处理原则：单纯转氨酶异常或转氨酶＜3 倍正常值，无明显症状，无黄疸的轻度肝损害，密切观察，可在保肝治疗情况下继续抗结核治疗；转氨酶≥3 倍正常值，或总胆红素≥2 倍正常值，应换散装抗结核药品，停止引起肝损伤相关抗结核药，并保肝治疗、密切观察；转氨酶≥5 倍正常值，或总胆红素≥3 倍正常值，停止所有抗结核药，积极保肝治疗。在保肝治疗同时还应去除其他肝损伤诱因，如本案例患者饮酒、焦虑、失眠等。

案例三

患者，男性，29 岁，体重 53 kg。

主述：发现肺部病灶 2 月余。

治疗经历：患者入院后检查，抗结核抗体阴性，PPD 强阳性，行气管镜灌洗液结核分枝杆菌核酸检查阳性，无 rpoB 基因突变，肺 CT 双肺结节片状影，左肺下叶背段空洞病变，诊断为初治利福平敏感肺结核。化验检查，血常规、血沉、肝肾功能、乙丙肝等结果正常，于 2021 年 7 月 10 日接受散装抗结核药品异烟肼、利福平、吡嗪酰胺、乙胺丁醇抗结核治疗；2021 年 7 月 17 日复查肝功能 ALT 54 U/L，AST 47.4 U/L，胆红素正常，加用保肝治疗；2021 年 7 月 23 日复查肝功能 ALT 124.1 U/L，AST 81.4 U/L，胆红素正常，停用利福平、吡嗪酰胺，给予异烟肼、左氧氟沙星抗结核治疗，继续保肝治疗；2021 年 7 月 26 日复查 ALT 173 U/L，AST 91.4 U/L 胆红素正常，未调整用药；2021 年 8 月 2 日复查 ALT 53.4 U/L，AST 25.1 U/L，胆红素正常，给予口服异烟肼、乙胺丁醇、左氧氟沙星抗结核，出院治疗；于 2021 年 8 月 10 日复查 ALT 97.2 U/L，AST 78.3 U/L，TBIL 28.81 μmol/L，DBIL 9.49 μmol/L，IBIL 19.32 μmol/L，继续原方案治疗；2021 年 8 月 17 日复查 ALT 169.7 U/L，AST 118.5 U/L，TBIL 22.64 μmol/L，DBIL 7.32 μmol/L，IBIL 15.32 μmol/L，停用抗结核药物，给予保肝治疗；2021 年 8 月 24 日复查 ALT 147.2U/L，AST 51.8U/L，给予莫西沙星、帕司烟肼、抗结核中药制剂抗结核治疗；2021 年 8 月 31 日复查 ALT、AST、胆红素正常；2021 年 9 月 14 日复查肝功能、胆红素正常，加用利福喷丁抗结核治疗；其后监测肝功能至今未再出现药物性肝损伤，继续帕司烟肼、莫西沙星、乙胺丁醇、利福喷丁方案治疗完成疗程。

治疗转归：治疗成功。

【点评】

使用散装抗结核药品与使用抗结核 FDC 不良反应发生率及发生程度相似，肝损伤是最常见不良反应，多发生在抗结核治疗强化期。本案例患者接受散装抗结核药品治疗，治疗后第 2 周开始出现轻至中度肝损伤，持续至第 6 周，第 7 周缓解，后续治疗方案尽管含利福霉素类发生肝损害不良反应风险较高药品，未再出现肝功能异常。结核病患者对抗结核药品的耐受程度，以及保肝治疗效果有个体差异，多数患者抗结核药品相关不良反应经有效治疗均可恢复，并完成抗结核治疗疗程。早期发现、及时正确处理，后期密切观察，是预防严重不良反应发生关键措施。

案例四

患者，男性，19 岁，体重 71 kg。

主述：间断咳嗽、咳痰 3 周。

诊断及既往治疗：患者因间断咳嗽、咳痰 3 周入院，既往体健。查体：双肺呼吸音清，双肺未闻及干湿性啰音。胸部 CT 检查发现左肺散在分布条索状及斑片状密度增高影，边缘尚清，密度不均，病灶密度偏高（图 9-3）。结核相关检查，抗结核抗体阴性，抗酸杆菌涂片阴性，痰结核分枝杆菌核酸检查阳性，无 rpoB 基因突变，化验检查血常规、血沉、肝肾功能、乙肝、丙肝、HIV 等正常，诊断为初治利福平敏感肺结核，2021 年 7 月 5 日给予 HRZE-FDC 5 片抗结核治疗，治疗期间无药物不良反应，于 2021 年 8 月 19 日出院，继续 HRZE-FDC 5 片治疗，甘草酸二铵肠溶胶囊保肝治疗，治疗后 2 个月末复查痰菌阴转，治疗后 6 个月完成全疗程

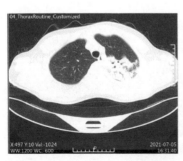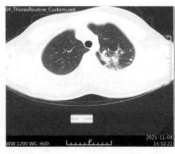

图 9-3　胸部 CT

治疗。

治疗转归：治愈。

【点评】

抗结核固定剂量复合剂是将多种抗结核药品按照一定的剂量配方制成的一种复合制剂，可减少患者服药片数，降低不联合用药及低剂量服用抗结核药品的风险，是世界卫生组织针对利福平敏感结核病治疗推荐首选剂型。抗结核 FDC 与散装药品相比安全性及疗效一致。本案例患者体重 71 kg，强化期接受 5 片抗结核 FDC 就能满足治疗剂量，如果接受散装药品治疗需要服用 17 片抗结核药品，使用 FDC 显著减少患者服药片数，方便患者用药，可有效提高患者抗结核治疗依从性。

案例五

患者，男性，22岁，体重53 kg。

主诉：胸痛3天入院。

现病史：患者于3天前开始无明显诱因出现右侧胸痛，为阵发性，呼吸或活动后加重，伴盗汗、乏力，无胸闷、喘憋，无咳嗽、咳痰，无发热，无心慌、心前区疼痛，无头晕、头痛，无恶心、呕吐，就诊于××市中医院，行胸部CT检查示右肺病灶（图9-4），怀疑肺结核，今为求进一步诊治收入院。

既往史、个人史、家族史无异常，未婚育。

查体：全身浅表淋巴结未触及肿大，双肺呼吸音清，未闻及干湿性啰音。

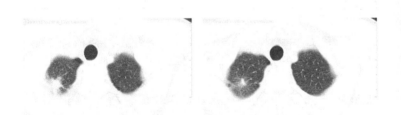

图9-4 治疗前胸部CT

化验检查：

XpertMTBRIF（灌洗液）：结核分枝杆菌阳性（极低），利福平耐药基因无rpoB基因突变。

抗酸杆菌毛刷阴性。

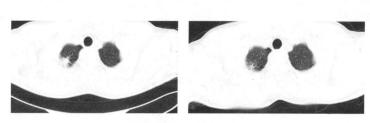

图 9-5 治疗后胸部 CT

血常规、肝功能、肾功能、血糖、电解质正常。

诊断：继发性肺结核，右肺，涂阴，未做痰培养，初治肺结核。

治疗方案：2HRZE-FDC，4HR-FDC。

治疗后复查：治疗后复查血常规、尿常规、肝功能、肾功能、血糖、电解质正常。

治疗半年停药。

【点评】

FDC 是由多种抗结核药物联合组成，按照患者不同体重服用相应剂量，既保证了患者足量用药，又可预防单一用药。同时使用 FDC 治疗，可以减少患者单次服药片数，增加服药依从性。服用 FDC 与服用散装抗结核药品具有相同疗效及安全性。本案例患者服用 6 个月 FDC 治疗，临床治愈，与治疗前胸片比较肺部病灶明显吸收。

案例六

患者，男性，23 岁，体重 54 kg。

主诉：咳嗽、咳痰 1 月余，咯血 1 天。

现病史：患者于 1 个月前开始无明显原因及诱因出现咳嗽、咳痰，无发热、盗汗，无胸闷、憋气，院外曾以"感冒"口服药物治疗（具体用药及剂量不详），效果欠佳，未再进一步诊治，1 天前出现咯血，咯鲜红色血，量约 300 ml，无食物残渣及胃内容物，2021 年 3 月 24 日急诊入院。

既往体健。无食物及药物过敏史。

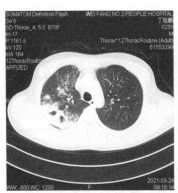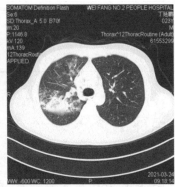

图 9-6　患者胸部 CT

诊断：继发性肺结核，涂阳，痰培养阳性，初治肺结核咯血。

治疗方案：HRZE-FDC，4 片／日，抗结核、垂体后叶素、酚磺乙胺、白眉蛇毒血凝酶等止血对症治疗，症状缓解出院。

门诊复查、随访。

1．每月门诊复查血常规、肝肾功能、尿常规；

2．治疗 2 个月末、5 个月末检测痰涂片、痰培养（表 9-1）；

3．定期电话随访，询问有无不良反应，督促患者按时复查。

治疗期间，血常规、肝、肾功能等均未见异常，未诉其他不良反应。2021 年 9 月，患者已顺利完成疗程，停药观察。

表 9-1　患者病原学检查情况

类别	开始	2 个月末	5 个月末	6 个月末
痰涂片	+	–	–	–
痰培养	+	–	–	–

+，阳性；–，阴性。

【点评】

FDC 是由多种抗结核药物联合组成，按照患者不同体重服用相应剂量，既保证了患者足量用药，又可预防单一用药。同时使用 FDC 治疗，可以减少患者单次服药片数，增加服药依从性。服用 FDC 与服用散装抗结核药品具有相同疗效及安全性。本案例患者右肺结核，多发空洞，服用 6 个月 FDC 治疗，2、5、6 个月末结核分枝杆菌病原学检查阴性，临床治愈。

案例七

患者，女性，28岁，体重46 kg。

主述：咳嗽、咳痰伴胸闷2个月。

诊断及既往治疗经历：患者咳嗽、咳黄白痰伴胸闷起病，慢性病程。其间前往当地医院胸部CT检查示：两肺多发实变影伴空洞形成，考虑肺结核合并感染。入院查体：神清，两肺闻及散在湿啰音，心律齐，听诊未见杂音，腹部体查阴性，双下肢无水肿。既往体健。入院血常规、肝肾功能、肝炎全套未见异常，尿液常规未见异常。腹部彩超提示肝内胆管结石。梅毒、HIV抗体阴性，凝血五项正常。痰涂片抗酸杆菌++，结核抗体阳性。耐药基因检测提示检出结核分枝杆菌复合群，对HRES敏感。临床诊断：继发性肺结核（初治，敏感），涂阳，培阳。

抗结核治疗及调整治疗：患者为初治、利福平敏感，无抗结核FDC药品禁忌证，经抗结核治疗前脏器功能评估，目前已有的合并症及脏器功能不影响使用HRZE药品，患者强化期可以接受HRZE方案，经与患者沟通，在做好宣教的基础上，将患者纳入抗结核FDC治疗。

2021年4月26日予以患者FDC，3粒/日，辅以护肝治疗。患者于2021年5月5日出现全身淡红色皮疹及瘙痒不适，躯干部及四肢为甚，考虑抗结核药物所致药物性皮炎，经评估，不良反应较为严重，有必要先行处理，遂暂停 FDC 复合剂抗结核治疗，予以甲泼尼龙 40 mg，2 次 / 日，静滴，葡萄糖酸钙静滴及西替利嗪 10 mg1 次 / 日，口服，抗过敏，皮疹及瘙痒症状好转；5 月 10 日试用左氧氟沙星 0.6 g，5 月 11 日试用乙胺丁醇 0.25 g，5 月 12 日试用吡嗪酰胺 0.25 g 出现皮疹瘙痒，考虑过敏停用。5 月 13 日血生化，提示 ALT 150 U/L，AST 95.3 U/L。调整谷胱甘肽、异甘草酸镁降酶治疗，复查转氨酶正常；5 月 17 日试用异烟肼 0.3 g、乙胺丁醇 0.75 g，左氧氟沙星 0.6 g；6 月 25 日试用利福喷丁 0.45 g。

将 FDC 治疗变更为散装药治疗，制定左氧氟沙星、异烟肼、利福喷丁、乙胺丁醇、阿米卡星方案继续抗结核治疗。治疗过程中患者咳嗽、胸闷症状改善后消失，调整方案后门诊复查血常规、肝肾功能未见异常，复查胸部 CT 提示两肺实变空洞影较前好转。

治疗转归：患者门诊随访，抗结核治疗 6 个月复查痰结核分枝杆菌培养阴转，胸部 CT 提示两肺病灶好转，治愈。

【点评】

FDC 是由多种抗结核药物联合组成，按照患者不同体重服用相应剂量，既保证了患者足量用药，又可预防单一用药。同时使用 FDC 治疗，可以减少患者单次服药片数，增加服药依从性。服用 FDC 与服用散装抗结核药品具有相同疗效及安全性。治疗前或治疗过程中如果发现患者存在对 FDC 制剂中某一种成分用药禁忌，需要调整为散装抗结核药品抗结核治疗。分析本案例患者用药史，患者服用吡嗪酰胺发生皮肤过敏症状，不适宜使用含吡嗪酰胺 FDC 制剂。

案例八

患者，男性，22 岁，体重 60 kg。

主述：咳嗽，咳痰，痰中带血 1 月余。

结核病相关检查：血结核抗体阳性，T-SPOT 阳性，PPD 阳性，气管镜正常支气管树，气管镜肺泡灌洗液结核分枝杆菌核酸检查（+），结核分枝杆菌菌种鉴定阴性。胸部 CT 右上肺斑片及结节状阴影（图 9-7）。诊断为初治肺结核。

抗结核治疗前脏器功能评估检查：肝肾功能、电解质、血糖正常，血常规正常，血沉正常，肝炎全套正常，HIV、梅毒阴性，血气分析正常。

合并症：无。

既往用药信息：无。

抗结核治疗：患者为初治，利福平耐药未知，无其他合并症，各脏器功能正常，患者自 2021 年 4 月 25 日开始接受 HRZE-FDC 治疗，治疗方案 2HRZE/4HR。

经 6 个月规范治疗，痰涂片结核分枝杆菌阴性，痰结核分枝杆菌培养阴性。胸部影像示病灶吸

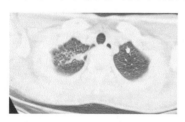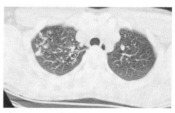

图 9-7　治疗前肺部影像

收好转（图9-8），患者治愈。

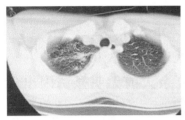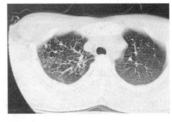

图9-8　治疗后肺部影像

患者对服用FDC的认识或感受：患者对本次FDC治疗很满意，服用方便，只需一次服用，1天1次，开始2个月每次4片，之后4个月每次2片，相比散装药，服药数量大大减少，患者服用抗结核药物半月后，不适症状改善，食量增加，体重增加，服药期间亦无不适感觉，未出现明显不良反应，经全程规范治疗，患者治愈。

【点评】

抗结核固定剂量复合制剂是世界卫生组织针对利福平敏感结核病治疗推荐首选剂型，我国2011年在"十二五"结核病防治规划中提出，开始全国推广使用抗结核固定剂量复合剂，2020年全国结核病监测数据显示，我国登记治疗的肺结核患者约70%接受FDC治疗，2020年全国利福平敏感结核病治疗成功率为94%。服用抗结核药品FDC具有服用散装抗结核药品相同的安全性及疗效，可显著减少患者服药片数，方便患者用药，可有效提高患者抗结核治疗依从性。

案例九

患者，男性，62岁，体重55 kg。

主诉：咳嗽、咳痰、胸闷、发热10余天。

现病史：患者自诉10余天前无明显诱因出现咳嗽、咳白黏痰，感胸闷不适，伴发热，体温高达38.6℃，外院行胸部CT检查示"两肺纹理增粗紊乱，可见右上肺为主的多发斑片状、结节状、索条状密度增高影"。

既往史：既往10余年前有"右髋关节坏死"病史及痛风病史，未治疗。否认高血压、糖尿病、肝炎等病史。

诊疗经过：患者入院后完善相关检查，复查血常规、肝肾功能正常，血结核抗体阳性，血CEA、AFP正常，血沉72 mm/h，痰涂片抗酸杆菌+++，肝炎全套阴性，抗HIV阴性，入院后行支气管镜检查，气管镜灌洗液核酸检查检出高量结核分枝杆菌，利福平耐药未检出。行灌洗液结核分枝杆菌菌种鉴定结果示：检出结核分枝杆菌复合群，行灌洗液结核分枝杆菌耐药基因检测结果示：HRSE均敏感。

考虑患者痛风病史，尿酸较高，暂不宜使用吡嗪酰胺，暂定抗结核药物治疗方案为：3HRE+左氧氟沙星/6HR。患者治疗过程中未出现发热、皮疹、肝功能异常等不适，多次复查胸部CT肺部病灶逐渐吸收。

治疗转归：治疗成功。

【点评】 --

FDC是由多种抗结核药物联合组成，按照患者不同体重服用相应剂量，既保证了患者足量用药，又可预防单一用药。同时使用FDC治疗，可以减少患者单次服药片数，增加服药依从性。服用FDC与服用散装抗结核药品具有相同疗效及安全性。治疗前或治疗过程中如果发现患者存在对FDC制剂中某一种成分用药禁忌，需要调整为散装抗结核药品抗结核治疗。本案例患者有痛风病史，不适宜使用含吡嗪酰胺FDC制剂。

参考文献

[1] 中华人民共和国国家卫生和计划生育委员会. 中华人民共和国卫生行业标准肺结核诊断（WS288-2017）. 2017.

[2] World Health Organization. Global tuberculosis report. 2021. https：//creativecommons.org/licenses/by-nc-sa/3.0/igo.

[3] 国家卫生健康委员会. 中国结核病预防控制工作技术规范（2020 年版）. 2020.

[4] The promise and reality of fixed-dose combinations with rifampicin. A joint statement of the International Union Against Tuberculosis and Lung Disease and the tuberculosis programme of the World Health Organization. Tuber Lung Dis，1994，75（3）：180-181.

[5] Blomberg B，Spinaci S，Fourie B，et al. The rational for recommending fixed dose combination tablets for treatment of tuberculosis. Bull World Health Organ，2001，79（1）：61-68.

[6] 杨梅英，马俊，张爱民，等. 影响结核病患者

化疗依从性的原因调查及对策 . 临床胸科杂志，2002，7（4）：58.

[7] 李爱霞，王友谊，王艳丽，等 . 影响肺结核患者治疗依从性因素调查分析 . 职业与健康，2003，19（8）：135-136.

[8] Kaona F A，Tuba M，Siziya S，et al. An assessment of factors contributing to treatment adherence and knowledge of TB transmission among patients on TB treatment. BMC Public Health，2004，4（1）：68.

[9] 刘勇，张智洁，王群，等 . 抗结核药复方制剂的体外药效学研究 . 中华医院感染学杂志，2001，11（6）：460-477.

[10] 赵伟杰，李惠文，梁桂芳，等 . 国产含利福平复方制剂药效学及药动学研究 . 中国药师，2007，10（7）：637-640.

[11] 朱莉贞，严碧涯，马伟路，等 . 固定剂量复合剂卫非特 / 卫非宁治疗结核病的临床对照研究 . 中华结核和呼吸杂志，1998，21（11）：645-647.

[12] 成诗明，王黎霞，陈明亭，等 . 固定剂量复合制剂在国家结核病防治规划中的应用研究报告 . 北京：中国协和医科大学出版社，2010.

[13] 谭卫国，杨应周，吴清芳，等 . 抗结核与板

式组合药物治疗肺结核效果分析对比.中国防痨杂志，2007，29（2）：117-121.

[14] 钟球，高翠南，方兰君，等.四联抗结核固定剂量复合剂的临床疗效研究.中国防痨杂志，2010，32（3）：162-165.

[15] Becker C，Dressman J B，Junginger H E，et al. Biowaiver monographs for immediate release solid oral dosage forms：Rifampicin. J Pharm Sci，2009，8（7）：2252-2267.

[16] 兰静，胡昌勤.制剂中利福平晶型的确定.中国抗生素杂志，2003，28（6）：347-349.

[17] Singh S，Mariappan T T，Sharda N，et al. The reason for an increase in decomposition of rifampicin in the presence of isoniazid under acid conditions. Pharm Pharmacol，2000，6：405-410.

[18] Bhutani H，Singh S，Jindal K C，et al. Mechanistic explanation to the catalysis by pyrazinamide and ethambutol of reaction between rifampicin and isoniazid in anti-TB FDCs. J Pharm Biomed Analy，2005，39：892-899.

[19] 郭善斌，肇丽梅，邱枫，等.异福酰胺片人体生物利用度和药代动力学研究.中国药房，2003，14（3）：95-97.

[20] Xu J, Jin H, Zhu H, et al. Oral bioavailability of rifampicin, isoniazid, ethambutol, and pyrazinamide in a 4-drug fixed-dose combination compared with the separate formulations in healthy Chinese male volunteers.Clin Ther,2013,35(2): 161-168.

[21] Zhu H, Guo S C, Hao L H, et al. Relative bioavailability of rifampicin in four chinese fixed-dose combinations compared with rifampicin in free combinations. Chin Med J, 2015, 128: 433-437.

[22] 郭少晨，朱慧，徐建，等. 两种国产抗结核固定剂量复合剂中利福平的药代动力学和生物等效性研究. 中国防痨杂志,2014,36（12）：1075-1079.

[23] 张斯钰，白丽琼，谭红专，等. Morisky 服药依从性量表在肺结核患者中的应用. 中国防痨杂志，2010，32（9）：527-529.

[24] 张斯钰，白丽琼，谭红专，等. 初治涂阳肺结核患者服用固定剂量复合制剂与板式组合药的疗效比较. 中国防痨杂志,2011,33（10）：655-658.

[25] 王倪，周林，池俊英，等. 不同服药方式抗结核固定剂量复合剂的疗效与不良反应分析. 现代预防医学，2012，39（23）：6275-6277.

[26] 周林，王倪，刘二勇，等. 5981 例肺结核患者服用抗结核固定剂量复合制剂所致肝损伤分析. 中国防痨杂志，2014，36（4）：256-259.

[27] 周林，王倪. 抗结核药品管理手册. 北京：人民军医出版社，2011.

[28] 国务院办公厅."十三五"全国结核病防治规划（国办发〔2017〕16 号）.

[29] 中国防痨协会学术工作委员会，《中国防痨杂志》编辑委员会. 抗结核药品的临床使用专家共识. 中国防痨杂志，2020，42（9）：885-893.

[30] 赵雁林，陈明亭，周林. 中国结核病患者关怀手册. 北京：人民卫生出版社，2021.

[31] Lima G C, Silva E V, Magalhaes P O, et al. Efficacy and safety of a four-drug fixed-dose combination regimen versus separate drugs for treatment of pulmonary tuberculosis：a systematic review and meta-analysis. Braz J Microbiol，2017，48（2）：198-207.

[32] Gallardo C R, Rigau C D, Valderrama R A, et al. Fixed-dose combinations of drugs versus single-drug formulations for treating pulmonary tuberculosis. Cochrane Database Syst Rev，2016，17（5）：CD009913.

[33] Svensson E M, Yngman G, Denti P, et al. Evidence-based design of fixed-dose combinations: principles and application to pediatric anti-tuberculosis therapy. Clin Pharmacokinet, 2018, 57 (5): 591-599.

[34] Sahota T, Della Pasqua O. Feasibility of a fixed-dose regimen of pyrazinamide and its impact on systemic drug exposure and liver safety in patients with tuberculosis. Antimicrob Agents Chemother, 2012, 56 (11): 5442-5449.

[35] Lienhardt C, Cook S V, Burgos M, et al. Efficacy and safety of a 4-drug fixed-dose combination regimen compared with separate drugs for treatment of pulmonary tuberculosis: the Study C randomized controlled trial. JAMA, 2011, 305 (14): 1415-1423.

[36] Bangalore S, Kamalakkannan G, Parkar S, et al. Fixed-dose combinations improve medication compliance: a meta-analysis. Am J Med, 2007, 120 (8): 713-719.

[37] 王倪，黄飞，竺丽梅，等. 提高抗结核药品固定剂量复合剂在省市级结核病定点医院推广使用的实施性研究. 中国防痨杂志, 2022, 44 (9): 927-933.